médecin des murs

Nouvelle édition revue et complétée
avec fiches techniques matériaux et services

Rémi FLORIAN

Ingénieur-conseil
Biologiste de l'Habitat*

médecin des murs

2ème édition

***

Bio-Espace éditions
collection Science et Conscience

L'auteur:

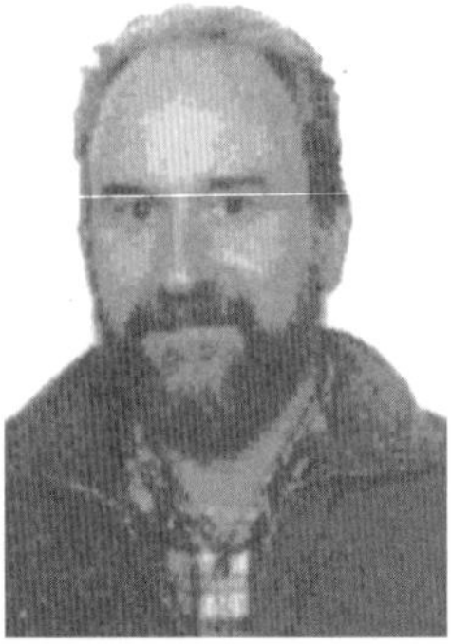

Rémi Florian est ingénieur-conseil en bâtiment, et Biologiste de l'Habitat .

En 1988, il crée *BIO- ESPACE INGENIERIE*, dont la vocation est centrée sur les conseils, les analyses-diagnostics, les études techniques et la réalisation de constructions écologiques ou à Haute Qualité Environnementale.
Peu après, il fonde l'"école *BIO-ESPACE FORMATION,* devenue une référence dans ce domaine, au sein de laquelle il assure une part importante de l'enseignement.

A la fois homme de terrain et pédagogue apprécié, il donne de nombreuses conférences, et intervient en tant que chargé de cours dans divers établissements, instituts et écoles d'architecture.

Du même auteur:

- Protocole d'approche sensitive de la qualité

- Les fiches techniques BIO-ESPACE:
    - le gros-oeuvre
    - la charpente
    - la couverture
    - les menuiseries
    - les habillages et isolants
    - l'électricité
    - le chauffage et les fluides
    - les enduits

A paraître:

- Les étonnants pouvoirs de votre intuition

Bio-Espace éditions, Saverne 1999
ISBN 2-911472-01-2

REMERCIEMENTS

Je voudrais exprimer ma profonde reconnaissance aux très nombreuses personnes qui m'ont, chacune à sa façon, aidé ou encouragé à écrire cet ouvrage.

Merci

à mon épouse Agnès pour son affectueux soutien et sa collaboration patiente, précieuse et efficace,

à mes amis du Groupe de Recherche et d'Applications en Biologie de l'Habitat, et aux praticiens de santé avec lesquels une collaboration passionnante en équipe médicale a donné des résultats très encourageants,

à tous les clients qui m'ont fait confiance, partagé avec moi réflexions, idées, difficultés et résultats, ainsi qu'aux nombreuses personnes qui m'ont fait l'honneur de participer activement aux cours de formation et séminaires que j'anime régulièrement,

aux professionnels qui m'accompagnent dans ma démarche pratique sur le terrain et qui ont bien voulu enrichir l'information du lecteur par une insertion technique en fin d'ouvrage.

POURQUOI CE LIVRE ?

L'Homme modifie et modèle son milieu de vie avec si peu de discernement que celui-ci s'en trouve parfois gravement dénaturé. Dans l'ambiance confinée de nos bâtiments modernes, notre santé est alors tout particulièrement menacée.

Les constats faits au cours de centaines d'analyses effectuées dans des maisons, des appartements, des cabinets de soins, des bureaux, des locaux agricoles ou industriels montrent à quel point nous pouvons être parfois mal inspirés quant aux choix de l'emplacement des zones de séjour ou de travail, des matériaux de construction utilisés, ou encore des technologies de «confort» mises en oeuvre...

Véritablement captivante, l'étude de la relation «Homme-cadre bâti» se montre, à mesure qu'on l'approfondit, de plus en plus exigente. Elle demande à la fois beaucoup de rigueur et une grande ouverture. Nous devons être capables de remettre en question nos «certitudes» de manière permanente, mais avec vigilance et honnêteté.

Alors, ... Que faire quand la construction existe? Comment rectifier certaines erreurs ?

S'informer dans ce domaine est une aventure délicate, tant la littérature sur les études crédibles qui s'y rapportent est diffuse. C'est ce qui m'a décidé à écrire ce livre, que j'ai voulu agréable, facile à consulter et délibérément constructif.

Basé sur des fondements solides et des expériences vécues, il insiste à la fois sur les techniques d'évaluation biotique (dont beaucoup sont accessibles à tous), et sur les conseils pratiques qui en découlent, car *le diagnostic n'est utile que s'il induit une solution !*

J'espère très sincèrement que ces quelques pages vous apporteront des outils efficaces dans ce sens. Elles n'ont d'autre but, en toute simplicité, que de vous aider concrètement à structurer point par point une synergie nouvelle entre vous-mêmes et l'endroit où vous vivez ou travaillez.

AU SUJET DU CONFORT

AGREABLE, vraiment ?

Cette question concerne les fondements de la Biologie de l'Habitat.

La salubrité d'un lieu de vie se définit en fonction de l'ensemble des besoins, physiques, vitaux et psychologiques de ses occupants...

Question d'appréciation...

C'est avec beaucoup d'intérêt que je parcourais récemment une publicité pour des logements à vendre. Voici quelques arguments avancés, vantant la qualité de ces appartements «grand confort»:
- la sécurité anti-effraction
- le portier vidéo avec interphone
- la centralisation des fermetures (portes et volets)
- l'automatisation de l'accès aux garages situés sous l'immeuble
- la rapidité et l'accessibilité de l'ascenseur
- l'alarme volumique
- les revêtements de sols et murs traités»anti-salissure»
- le super équipement électrique
- le chauffage «haut rendement»
- l'isolation thermophonique renforcée, etc...

Il y a un point commun qui réunit tous ces indéniables avantages, malgré leur grande diversité: le produit vendu est en fait le *confort ergonomique, fonctionnel,* c'est-à-dire celui qui se situe sur le plan physique à la quasi-exclusion de toute autre considération. Sommes-nous sûrs d'être complets dans cette vision du bien-être? L'Homme n'est-il donc qu'un être «mécaniste»?

On l'a cru, et cette idée à laquelle certains sont encore très attachés s'est imposée parallèlement à la révolution industrielle. Mais les mentalités s'infléchissent, et pour cause ! D'où viennent donc ce «mal-être urbain», ces «maladies de civilisation» qui vont jusqu'à toucher les habitants de maisons individuelles qui vivent pourtant à l'écart du centre des villes? Les matériaux de construction, les techniques et technologies industrielles et domestiques utilisés selon des critères trop étroits sont-ils responsables de nos problèmes ?

Beaucoup commencent à envisager cette hypothèse... La voie dans laquelle nous nous sommes engouffrés leur semble une impasse. Ils partent à la recherche d'autres valeurs...

A titre de comparaison, il y a dix ans encore, la nourriture «diététique» était réservée à quelques «fous qui n'avaient rien compris au modernisme». Aujourd'hui, tous les grands magasins font des chiffres d'affaires de plus en plus importants grâce à leurs rayons «alimentation saine et biologique» en pleine évolution.

Le mouvement s'accélère, et atteint quasiment tous les domaines liés à la santé: médecines naturelles, gymnastique douce, méthodes de développement personnel, etc...avec, il est vrai, les quelques inévitables excès et dérapages liés à toute activité humaine... mais l'orientation générale et le fond sont bel et bien là. Un terme s'emploie de plus en plus fréquemment, c'est celui de la démarche «holistique», du grec *holos* qui signifie *le tout.*

L'Homme commence à reconstruire une image de lui-même qui lui paraisse digne de ce qu'il se sent être vraiment.

UN FACTEUR DE SANTE PARMI BEAUCOUP D'AUTRES !

La santé et le bien-être sont généralement reconnus comme des conditions indispensables à notre bonheur... Rappelons que ceux-ci sont liés à un grand nombre de facteurs, parmi lesquels nous citerons entre autres:
- la façon de s'alimenter (nourriture, boissons): éviter les excès, le sucre surtout raffiné, les graisses sursaturées, les mauvaises associations alimentaires, etc...
- la vigilance quant aux poisons tels que: cigarette, alcool, excitants
- les vêtements que l'on porte: attention aux fibres artificielles électrostatiques et allergènes
- la façon d'équilibrer son emploi du temps travail, loisirs et repos
- l'entretien du corps par une activité physique ou sportive régulière et sans excès, adaptée à son propre caractère
- les conditions physiques et psychologiques liées à son travail, évitant les pollutions diverses, les ambiances dévitalisées, le surmenage, les mésententes
- sa capacité à gérer les agressions de la vie (stress) par l'apprentissage de techniques de connaissance de soi et de maîtrise personnelle
- la manière de penser sa vie extérieure et intérieure, et la capacité à voir le côté positif des choses.

A cet ensemble de paramètres importants, nous nous devons d'en ajouter un qui complète cette liste, sans pour autant (vous l'avez compris) se suffire à lui-même:

BIEN HABITER

Les principes de l'analyse biotique dont nous allons parler plus loin s'inscrivent dans cette vision globale .

La Biologie de l'Habitat vous concerne

La science naissante qu'est la BIOLOGIE de l'HABITAT s'applique à l'environnement direct le plus présent actuellement dans votre vie: le «bâti». En effet, outre les heures de travail ou d'études, une grande part des loisirs que l'on vous propose, soirées culturelles (cinéma, théatre, concerts, expositions, réunions associatives), sorties gastronomiques (café, restaurant), activités sportives (gymnastique, musculation) ou de développement de soi (yoga, sophrologie,...) se passent en salle !...

C'est dire l'importance primordiale que revêt la démarche qui est présentée dans ces pages.

Vous passez en moyenne près de 90% de votre temps sous couvert d'un bâtiment !

Située à la racine de la Biologie de l'Habitat, la «biositologie» s'occupe de l'organisation globale des aménagements du tissu socio-économique, à savoir:
- les bâtiments (individuels, collectifs, publics, agricoles, etc...)
- les routes et voies
- les zones vertes intégrées, le paysager
- les ressources naturelles
- la relation à l'environnement proche.

De la même façon, les investigations de la «Géobiologie», plus spécifiquement liées aux réseaux et informations cosmotelluriques, font partie de nos préoccupations... avec quelques précautions liées à la fois aux protocoles de mesures, à la démarche et aux conclusions à tirer de certaines observations. Nous en reparlerons.

En fait, le mot «Habitat» recouvre ici un sens réellement global.
Les qualités de votre espace habité vont ainsi se décliner dans de nombreux domaines, tels que les conditions naturelles et artificielles offertes par le site, les matières et matériaux constituant le bâtiment, les technologies d'aménagement, la qualité de l'air, les champs de rayonnement, les formes, les couleurs, etc...

Les conseils qui suivent vous orienteront vers des améliorations utiles dans et autour de la construction où vous vivez ou travaillez. Le cas échéant, le diagnostic s'avérant complexe, vos essais infructueux ou insuffisants quant à leurs résultats, vous pourrez faire appel en connaissance de cause à un professionnel qualifié en Biologie de l'Habitat (1).

Dans le domaine de la santé, *l'information* est essentielle. Elle permet à chacun de se positionner de manière responsable...

La Biologie de l'Habitat concerne l'étude des multiples paramètres de l'environnement, des aménagements et du bâti quant à leurs impacts sur le bien-être et la santé de l'Homme et des autres êtres vivants.

(1) Le titre de «Biologiste de l'Habitat» est protégé, et délivré par l'école «BIO-ESPACE-Formation» après 3 années d'études (formation continue). Il est accessible aux Architectes, Ingénieurs et aux Bacs + 2 sur dossier professionnel.
La formation est également ouverte aux artisans, entrepreneurs et particuliers.

ALLER AUX SOURCES EXOGENES DE NOS PROBLEMES

Le diagnostic en Biologie de l'Habitat est une démarche d'hygiène de vie
Il évalue la qualité de notre habitat face à nos besoins fondamentaux

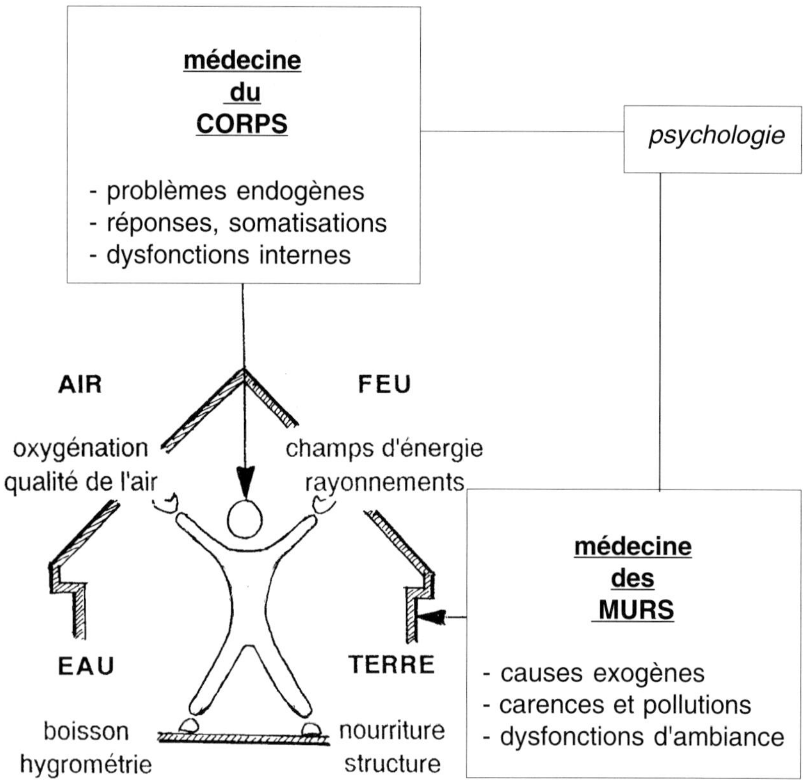

figure 1 - Le travail en équipe pluridisciplinaire devient indispensable !

L'HABITANT, un personnage aux multiples facettes

Pour bien comprendre notre approche, nous devons avant tout nous intéresser de près d'une manière générale à l'Homme, à ses *besoins et aspirations*.

Ce n'est qu'à travers cette analyse, menée avec sérieux et ouverture d'esprit, que nous pouvons espérer réussir un programme d'aménagement, de décoration, d'équipement ou de transformation d'un bâtiment

Une notion fondamentale doit être précisée: en Biologie de l'Habitat, l'occupant est vu comme un être global, déclinant ses relations avec son environnement dans trois domaines d'expression, qui *s'interpénètrent et se complètent* en une réalité complexe, fluctuante, mais tout à fait admirable !

La Biologie de l'Habitat agit sur trois plans fondamentaux:
- les forces physicochimiques
- les rythmes et réponses biologiques
- la psychologie des occupants

Mais voyons de plus près ces différents fonctionnements.

L'homme physique: il veut un habitat solide et protecteur.

Véritable mécanique dotée de 5 sens pour reconnaître son environnement, le côté physique de l'homme est celui qui a tout naturellement prédominé dans les premiers âges de notre histoire.
A cette époque, nos ancêtres étaient surtout préoccupés par la notion de survie. Leurs activités essentielles consistaient à trouver leur nourriture et à se protéger des agressions dûes aux attaques ennemies, aux prédateurs ou aux rigueurs climatiques. Ces denières ont été gérées grâce à la protection apportée d'abord par les *vêtements*, ensuite par *l'abri*, de plus en plus élaboré.

Petit à petit, les exigences de première urgence ayant été maîtrisées, l'homme libéré des préoccupations de survie a recherché le confort physique. Parallèlement, il a commencé à discerner et à prendre conscience de ses fonctionnements plus subtils... Paradoxalement il doit réapprendre aujourd'hui à intégrer ces derniers dans sa manière d'habiter, redevenue très «mécaniste» entre temps !

C'est en effet ce côté physique qui, poussé jusqu'à un extrême raffinement, a permis à notre société de réaliser les remarquables avancées technologiques que nous évoquions en début d'ouvrage.
Bien sûr, vous l'aurez compris, nos besoins ne s'arrêtent pas là !

Plus les technologies évoluent, plus nous devons prendre conscience de ce que nous sommes vraiment. Cette approche globale devra nécessairement sous-tendre, dans l'avenir, tous les programmes de la recherche et des réalisations humaines, dans le bâtiment et ailleurs !

Voilà qui nous amène aux deux autres facettes de l'habitant.

L'homme biologique: pour un habitat «vivant».

C'est «l'Homme-énergie». Il s'agit là bien entendu d'autre chose que l'énergie dans le sens «force musculaire» ou «chaleur interne», qui ne sont en fait que des sous-produits de l'activité des êtres vivants.
Notre organisme puise lui-même sa force de vie dans *l'alimentation, la boisson, l'air* qu'il respire ainsi que dans les échanges directs entre le corps lui-même et *l'espace* (souvent bâti) qui l'entoure. Ce dernier est caractérisé par un bain de *rayonnements* naturels essentiel au maintien de l'oscillation de ses cellules !
Ce niveau biologique correspond aux énergies en rapport avec ce que les Chinois, depuis bien longtemps, appellent le *Kî*, les Hindous le *prâna*, et notre tradition occidentale la *force vitale*, qui favorise et entretient les processus de la vie. Les circuits et rythmes biologiques internes président au fonctionnement de notre physiologie, et sont alimentés par la circulation de l'énergie à l'intérieur du corps.
Mais saviez-vous que l'être vivant possède aussi des extensions biodynamiques entourant son corps physique? Ces «biochamps» réalisent le «pont énergétique» entre l'intérieur réceptif et le milieu ambiant extérieur, fournisseur du mouvement (fig.2).
L'intensité, la cohérence et l'étendue des champs qui nous enveloppent comme dans une sorte de «bulle» sont en relation directe avec la qualité harmonique du milieu ambiant, et aussi de l'Homme lui-même, mariage de matière et de conscience. Cette dernière revêt, nous le verrons, une importance capitale dans le sens où elle est capable de *moduler* notre réalité...

Les champs biodynamiques sont décrits et connus par toutes les traditions du monde. Ils intègrent certaines notions auxquelles commencent à accéder (très timidement) les techno-sciences d'aujourd'hui. Ils s'étendent cependant bien au-delà de ce que l'on est capable de détecter objectivement. Des mesures de résistivité cutanée par exemple (voir plus loin) montrent une réactivité neurovégétative chez les personnes, yeux bandés, oreilles bouchées, dès qu'un étranger s'approche de face, de côté ou encore dans leur dos à moins de 1,50 mètre en moyenne ! L'approche des relations entre notre corps et le lieu qui l'accueille constitue le sujet central de cet essai.

Bien sûr, la salubrité d'un bâtiment doit être étudiée en tenant compte des notions qui précèdent. Le pari est d'envergure et la tâche difficile, car n'en déplaise aux irréductibles mécanistes, le seul oubli de quelques critères peut mettre en péril tout l'édifice de la médecine environnementale !...
C'est sur ces bases que l'on peut parler de la *vitalité* de l'habitat. Les processus biologiques complexes qui interagissent entre un être vivant et son milieu ne peuvent s'épanouir que si un certain nombre de conditions précises sont réunies.

Les échanges entre l'habitant et son environnement ont donc une importance capitale !

Certaines matières interdisent ces transferts. Ce sont des matières mortes. Force est de constater que les produits hautement transformés forment l'essentiel de cette liste. Par ailleurs, et nous en explorerons les divers domaines, les techniques du confort moderne peuvent être dévitalisantes dans certaines conditions...

Notre corps biologique peut être décrit comme une interface manifestant l'équilibre dynamique et délicat entre la matière densifiée et l'information-énergie. La première est structurée, lourde, formelle et réceptive. La seconde, active, est l'aiguillon, la force liée à la source des champs signifiants de la conscience.
Les bio-énergies doivent circuler à travers la matière dans tout le bâti. Celui-ci joue le rôle d'interface entre l'habitant et l'espace extérieur, et doit participer à la vie du biotope dans lequel on l'implante...

L'homme psychologique: pour un habitat en harmonie avec sa personnalité.

Cette troisième facette d'expression s'avère extrêmement importante. Elle concerne la prise de conscience plus intime des choses, la vie intérieure de l'homme, et les relations personnelles et subtiles qu'il peut avoir avec son cadre bâti.

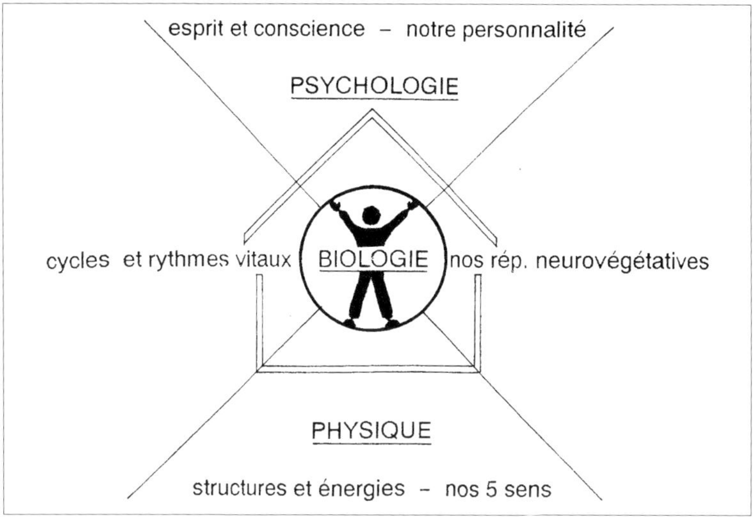

Figure 2

Il s'agit dans ce domaine délicat des phénomènes d'action et de réaction à la fois conscientes et inconscientes de l'habitant face aux *informations* qu'il perçoit à travers les réalités du bâti, filtrées et (dé)formées par sa propre personnalité.

Demandez leur avis, à propos d'un endroit donné, tour à tour à 100 personnes différentes. Eh bien, vous aurez 100 impressions très éloignées les unes des autres, pour ne pas dire opposées!
Chacun manifeste ainsi une réaction «en phase», en «demi-teinte» ou en «contradiction» avec son concept idéalisé (partiellement inconscient) du bâti. Cette réaction détermine en grande partie la qualité de son *bien-être* dans le lieu considéré. Nous en verrons quelques exemples remarquables.

Si nous admettons de plus, comme de nombreuses observations semblent le montrer, que les émotions laissent une «trace» dans le lieu où elles ont été vécues, trace perceptible par certaines personnes selon les conditions psychologiques du moment, nous pouvons nous faire une petite idée de la complexité des interactions qu'il est indispensable de considérer !

La somme de vos propres idées, de votre vécu ainsi que de vos convictions vont «colorer» vos perceptions; vous êtes donc loin d'être neutre face à votre lieu de vie !

Le cadre général étant maintenant tracé, nous allons aborder, dans les différents domaines évoqués, quelques précisions essentielles.

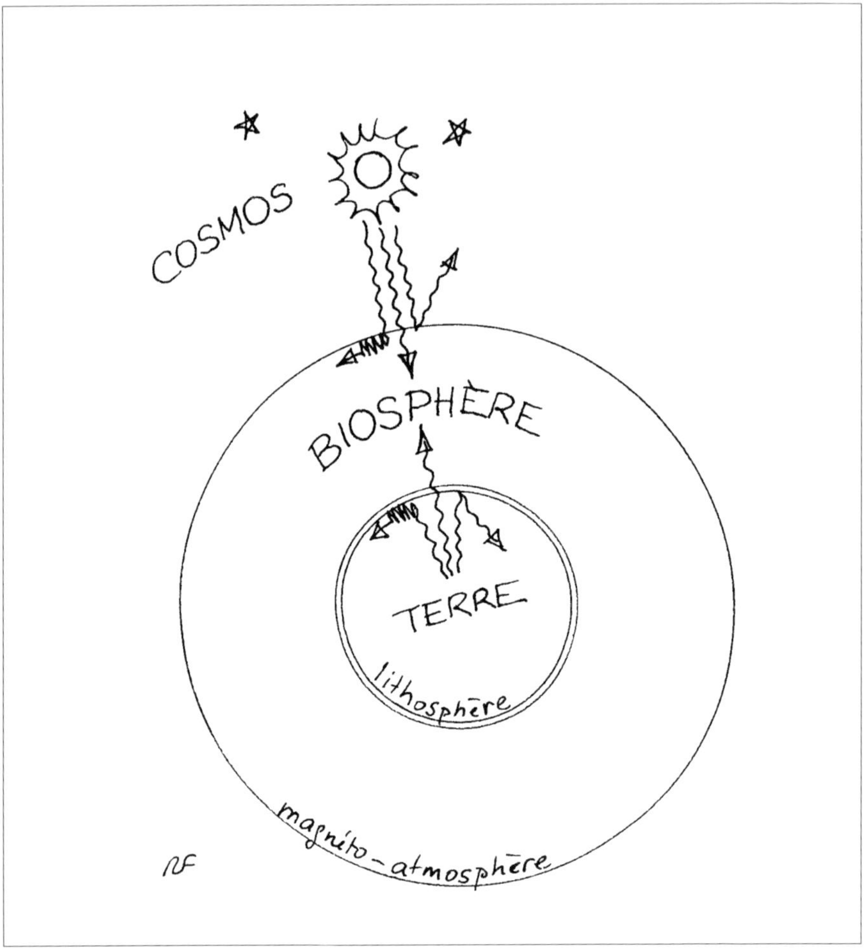

Figure 3 - Située à l'interface entre la croûte terrestre et l'exosphère cosmique, notre biosphère se comporte comme une «bulle» entourant le globe, dynamisée par deux sources d'énergie, dont les valeurs résiduelles sont le résultat d'une filtration très sélective (absorption, réflexion, réfraction).
Outre ces rayonnements cosmo-telluriques, la biosphère comporte entre autres un champ électrostatique entre le sol (-) et la haute atmosphère (+), et un champ magnétique qui l'enveloppe.

L'HOMME - ANTENNE

L'Homme, situé entre le Ciel et la Terre, vit à l'unisson des influences de ces deux grandes sources de rayonnement.

Il se positionne comme une antenne qui capte, transforme et réémet de l'énergie, au sein de l'immense champ vibratoire composé d'une multitude d'ondes électromagnétiques de diverses fréquences que nous propose la Nature.

L'énergie du Cosmos

Fondamentale, celle-ci nous parvient sous forme de rayonnements et particules qui nous sont envoyés par l'univers, et par notre étoile proche, le soleil. Ces énergies sont sélectionnées naturellement à travers le *filtre magnéto-atmosphérique* (formé entre autres par un champ magnétique, un champ électrique, et la bulle atmosphérique) situé au-dessus de nos têtes. Les rayonnements incidents, ceux qui, après cette remarquable filtration, nous parviennent sur le sol terrestre, s'avèrent indispensables au bon fonctionnement de notre physiologie.

Ces rayonnements cosmiques ont été découverts dès 1903 par Rutherford et Mac Lennan. Leur intensité augmente en fonction de l'altitude, mais aussi des explosions solaires auxquelles, selon les travaux de l'Allemand Düll, les organismes vivants sont très sensibles. Comme l'a démontré de façon magistrale, et ce depuis 1920 le biophysicien français Georges Lakowshy, nos cellules se comportent en fait comme de véritables oscillateurs, puisant leur énergie au sein même du champ de rayonnement dans lequel elles baignent...

Les vibrations dans lesquelles nous vivons sont en réalité tout bonnement notre carburant fondamental !

La Biologie de l'Habitat s'attache à privilégier les techniques et matériaux *transparents* à ces énergies cosmiques.
Nous verrons que, dans nos bâtiments modernes, l'on a rarement préservé un équilibre acceptable de ce point de vue. Réhabilitons quelques idées essentielles connues des Anciens... et transposons-les dans une vision nouvelle et adaptée à notre légitime aspiration au changement et à l'évolution...

<u>NOUS POUVONS SURVIVRE ENVIRON...</u>

- *3 semaines sans manger*
- *3 jours sans boire*
- *3 minutes sans respirer*
- *pas 1 seconde coupé de tout champ de rayonnements !*

L'énergie de la planète

En dehors des spectaculaires mouvements manifestés par les séismes et le volcanisme, qui sont malheureusement parfois meurtriers, peu d'entre nous sont conscients de l'énorme activité qui existe sous nos pieds: radioactivité naturelle, piezzoélectricité due aux puissantes poussées que subissent nos continents, gigantesques plaques mobiles, frottements, convections du magma, transferts de chaleur, rotations différentielles entre les couches constituant notre planète, migration de gaz profonds vers la surface, etc...

Là aussi, fort heureusement, nous sommes protégés par un filtre formé par la *croûte terrestre*, qui «sélectionne» toutes ces énergies, ne laissant passer globalement que celles qui, mariées aux rayonnements cosmiques dont je viens de parler, nous sont favorables (fig.3).

Cependant, la Biologie de l'Habitat tient compte d'un fait important: *le filtre formé par notre sol n'est pas homogène.* En effet, l'observation attentive de la lithosphère montre bien des discontinuités; c'est le passionnant domaine d'étude des géologues: cours d'eau souterrains, nappes et courants phréatiques, failles, fissures, glissements de terrain, changements de type de roches, cavités, gisements, etc...
Ces «imperfections» du sol sont à la base de toute la richesse et de la beauté de nos paysages, ne l'oublions pas !

Mais ce qui nous intéresse ici plus particulièrement, c'est que *les hétérogénéités génèrent en surface des zones dans lesquelles les rayonnements en provenance des profondeurs sont filtrés de façon inégale.* Les travaux des géophysiciens montrent que des singularités sont généralement mesurables dans ces endroits: champ magnétique terrestre local perturbé, radioactivité diminuée ou augmentée - rayons gamma en particulier - présence de gaz radioactif type radon, champs de micro-ondes naturelles modifiés, courants électrotelluriques, etc...

En parallèle, on remarque souvent des réactions du monde vivant (végétal, animal), soit qui «fuit» ces zones singulières, soit qui en utilise les particularités pour les «transformer» à son avantage.

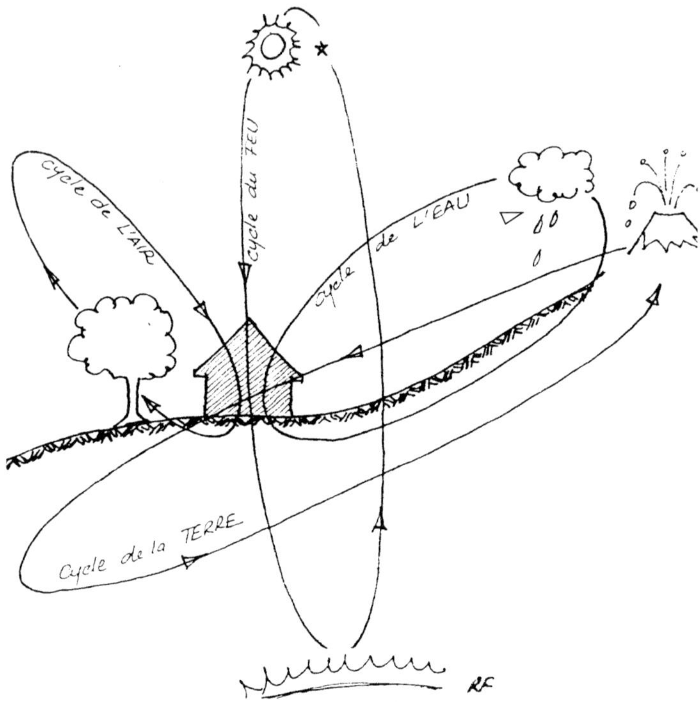

Figure 4

Le bâti doit être transparent aux 4 cycles naturels majeurs

NOUS VIVONS TOUS DANS LA MEME MAISON

Il est une évidence qu'il fait bon rappeler de temps à autre: notre maison à tous, c'est la Terre, et plus précisement la Biosphère de notre planète...

L'être humain est le résultat d'une évolution qui a duré des millions d'années et qui s'est produite dans des conditions bien particulières. C'est pour cela qu'à la fois il est en harmonie avec ces conditions, et *qu'il a impérativement besoin de les préserver pour sa propre survie !*

Les cycles naturels majeurs

Pour bien comprendre les fondements de la démarche en Biologie de l'Habitat proposée ici, il nous faut prendre conscience des rythmes liés à notre propre vie.

Il y a longtemps déjà, les «Connaissants» de notre tradition avaient, avec beaucoup de justesse, travaillé sur les quatre éléments représentés par: le FEU, l'AIR, la TERRE et l'EAU. A cette liste, ils ajoutaient l'ETHER, principe unifiant par son «essence» les quatre précités.

Il est tout à fait remarquable de constater qu'une analyse soignée des besoins fondamentaux de l'être humain nous amène exactement aux mêmes notions, mais avec en plus un aspect *dynamique:* chacun de ces éléments possède un *cycle* qui dans son fonctionnement apporte à la fois le rythme et la matière nécessaires à la *VIE*.

Le Feu

Il est manifesté dans notre Biosphère principalement par l'énergie provenant du cosmos, à laquelle participe activement, du fait de sa proximité, le soleil, avec son propre cycle de 14 ans et le rythme jour/nuit dû à la rotation de la Terre sur elle-même.
Le feu est un principe *dynamique*, rassemblant l'ensemble des champs d'énergie, électriques, magnétiques et des *rayonnements électromagnétiques* dans lesquels nous baignons. Notre globe, par l'activité de ses «entrailles», participe également de cet élément.

L'Air

Composé principalement d'azote et d'oxygène, il apporte un *espace* privilégié d'expression à la vie, et agit comme fournisseur omniprésent et efficace d'éléments gazeux essentiels aux organismes vivants.
Grâce aux mouvements climatiques ainsi qu'aux végétaux (photosynthèse) et aux bactéries (nitrification), son cycle anime à la fois l'atmosphère et la couche superficielle du sol.

La Terre

Représentée par le cristal, elle constitue le support, l'ancrage, la «fondation» ainsi que la nourriture minérale, sans cesse renouvelée à travers les cycles de la tectonique et des transports d'éléments dus aux érosions, et dont bien entendu la Biosphère ne peut se passer.

Elle est l'élément-masse par excellence , la base de notre *structure*, la matière première (prima materia).

L'Eau
Matrice fondamentale, élément maternel, rythmé par le cycle évaporation-condensation, elle accueille en son sein les trois éléments précédents: les minéraux de la Terre qu'elle dissout, la lumière et la chaleur du Feu-Soleil qui l'éclaire et la réchauffe, et les molécules de l'Air qu'à travers ses mouvements elle incorpore, pour finalement devenir le *creuset* dans lequel vont se développer les premières formes de la Vie !

La notion de «bio-transparence»

Les détails de ces cycles et les extraordinaires relations qu'ils peuvent avoir avec les «choix» des êtres vivants seront développés dans une autre publication. Je voudrais cependant insister sur l'énorme importance que nous devons leur accorder, en raison des impacts directs qu'ils ont sur notre bien-être et notre santé !
Ces notions essentielles serviront de guide pour l'analyse des techniques, technologies et matériaux utilisés dans nos constructions.

Les préoccupations relatives à ce que nous appellerons la «bio-transparence» se retrouvent dans toutes les solutions proposées dans la suite de cet ouvrage, pour tenter de rééquilibrer votre cadre bâti. Elles constituent également la culture générale qui pourra vous permettre, le moment venu, de vous faire *votre propre idée* de la qualité biotique d'un bâtiment, et de vous diriger avec des éléments forts de référence vers les choix que vous serez amenés à faire dans ce domaine... et dans d'autres touchant à votre qualité de vie en général...

Nos maisons, bureaux, immeubles, devraient être transparents aux 4 cycles naturels majeurs, et donc (fig. 4):
- laisser passer les rayonnements naturels à travers leurs sols, leurs parois et leurs toits (FEU)
- respirer sans entrave par l'échange des molécules d'air entre l'intérieur et l'extérieur (AIR)
- être ancrés dans le minéral et participer de cet élément protecteur et thermorégulateur (TERRE)
- être perméables à la vapeur d'eau et avoir des qualités de tampon hygrométrique (EAU)

LA RELATION «LIEU + SANTE»

Il est intéressant de constater que nos prédécesseurs, pour trouver un endroit où s'implanter, ont appris très vite à ne pas s'occuper uniquement des opportunités physiques de confort (protection, chaleur, lumière, proximité de l'eau et de nourriture, etc...)

...mais aussi de facteurs plus subtils tenant à ce qu'on pourrait appeler la VITALITE du LIEU, sorte de qualité globale qu'ils avaient, à l'instar de la plupart des animaux, l'habitude de jauger d'instinct au ressenti.

Singularités et lieux de vie

On sait qu'il y a plus de 6 000 ans déjà (!), les géomanciens chinois donnaient leur avis d'expert du FENG SHUI (l'eau et le vent) sur la qualité du terrain. Ce n'est qu'avec l'accord du spécialiste et sur ses conseils avisés que l'on décidait de l'implantation d'une construction à un endroit déterminé, à l'écart des «veines du dragon» (courants telluriques), et selon l'orientation la plus favorable. Les formes générales du bâtiment étaient aussi étudiées selon un art consommé et des règles d'équilibre remarquables, afin qu'elles s'harmonisent avec le site.

Dans toutes les civilisations du monde et à toutes les époques, le bâti a fait l'objet de compositions exemplaires. Les habitations s'enroulaient autour de lieux choisis avec grand soin. Une étude du sol et des «humeurs» locales permettaient aux prêtres d'élever aux endroits les plus efficients les pierres des temples jouant le rôle de liens entre les préoccupations courantes de la cité et les aspects les plus sacrés de la vie. Une véritable alchimie présidait à l'implantation et à la construction du bâtiment.

A travers les géniaux bâtisseurs égyptiens, les Pré-Celtes poseurs de mystérieux mégalithes, les Grecs, les Romains, puis les constructeurs de Cathédrales, des bribes de connaissance sur les notions de gestion de l'équilibre du lieu sont parvenues jusqu'à nous... Nos Anciens avaient-ils tort ? Leurs préoccupations n'avaient-elles aucun fondement ?

Pourtant, jusqu'au début du XXe siècle, la tradition de nos campagnes amenait encore à confier au sourcier du canton la désignation de l'endroit où bâtir la maison et les abris des animaux d'élevage...

Des investigations passionnantes

Dès la fin du XIXe siècle, le Dr Haviland, médecin anglais, soulignait dans son ouvrage «Géographie des maladies du coeur, de la phtisie et du cancer», que les terres élevées et sèches étaient exemptes de cancéroses, alors que les terres basses, proches des cours d'eau, en voyaient «fleurir» une quantité importante.

Certains sols peu profonds et conducteurs (marnes, argiles, filons métallifères, veines d'eau impure) se comportent comme des miroirs. Ces terrains réflecteurs d'ondes cosmiques sont peu favorables à un mariage équilibré avec les rayonnements telluriques. C'est encore le biologiste Georges

Lakowski, soutenu par le célèbre professeur d'Arsonval, qui montrait brillamment dès 1930, dans sa «Contribution à l'étiologie du cancer», comment les sols plastiques peuvent favoriser les pathologies cellulaires. A ce titre, les calcaires, sables, grès se comporteraient mieux, laissant pénétrer en profondeur les énergies du ciel...

Le Dr Victor Rambeau montra, par une étude effectuée près de Marburg en 1934, que l'intensité des ondes de radiofréquences de la bande moyenne était modifiée dans des zones spécifiques correspondant très exactement à des lignes tectoniques (failles)... et aux maisons dans lesquelles s'étaient développés des cancers.

Dans les mêmes années, les travaux des Suisses Lienert et Jenny sur 24 000 souris pendant 12 ans montrèrent que les animaux dont les cages étaient situées exclusivement sur des zones géologiques singulières (courants d'eau souterrains) étaient agressifs, dévoraient leur progéniture et développaient 30% de tumeurs en plus... par rapport aux animaux témoins placés en zone neutre, qui par ailleurs eurent trois fois plus de petits! Ces recherches font référence et n'ont à ma connaissance pas été renouvelées sur un tel échantillonnage.

Dans les années 1960-1970, le docteur Jean Picard de Moulins dans l'Allier, a accumulé un nombre important d'observations concernant des patients habitant tous dans le même quartier. Travaillant en relation avec Blanche Mertz, éminente géobiologue de l'Institut de Chardonne en Suisse, il établit une relation statistique frappante entre les localisations des atteintes de cancer des habitants, et l'existence des courants d'eau souterrains cumulés à des failles. Ces singularités telluriques ont été confirmées à deux reprises au scintillomètre à rayonnement gamma, par l'Allemand JWF Staengle, puis par le professeur Louis Massé de l'Ecole Nationale de la Santé Publique de Rennes.

En parallèle, à partir du milieu du siècle, les travaux, observations, publications se sont multipliés. Il n'est que de citer quelques noms tels que ceux des Dr Peyré, Dr Larvaron, Dr Hartmann, Dr Curry, Pr Romani, Pr Lotz et Endrös, relayés par des chercheurs et praticiens de plus en plus nombreux pour donner une faible idée de l'extraordinaire élan qui s'installe dans l'étude de l'influence des singularités telluriques sur la santé publique.

Le Biologiste de l'Habitat, lors de l'*analyse biotique* d'un terrain, d'une maison, d'un appartement, d'un local professionnel ou agricole, ... tient grand compte des suspicions de discontinuités et singularités géologiques qu'il peut relever, et qui font partie des critères d'élaboration de la «carte des vitalités» du lieu.

Une notion essentielle se dégage de ces constats: la vitalité du lieu semble une fonction de la qualité des composantes du rayonnement cosmique (Cosmos) et tellurique (Terre) dans lequel il baigne.

Singularités et accidents de la route

Entre Sélestat et Epfig, en plaine d'Alsace, se trouve une belle route orientée nord-sud, bien droite, bordée d'arbres, comme il en existe beaucoup. Une sinistre particularité la caractérise pourtant: sans aucune raison apparente, une portion bien définie de cette voie est le siège de très nombreux accidents. Conseils de prudence, panneaux avertisseurs, limitation de vitesse, contrôles radar, alcootests, rien n'y fait: le nombre de victimes continue à grandir, inexorablement (fig.5).

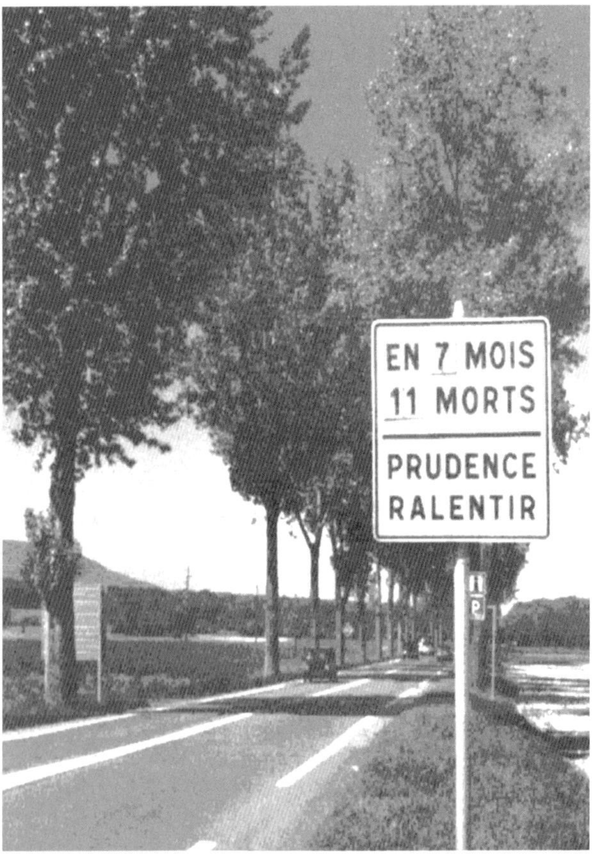

Figure 5
Depuis la prise de cette photo, la direction de l'équipement a décidé en 1998 de couper purement et simplement tous les arbres sur cette portion de route !

Diverses hypothèses ont été émises: imprudence, perte de vigilance par la rectitude du trajet, effet stroboscopique du soleil à travers les arbres le jour, attirance vers les phares des voitures arrivant en sens inverse la nuit, etc... A l'étude attentive, aucune des théories proposées ne paraît satisfaisante: elle ne s'applique à chaque fois qu'à une portion bien maigre de cas... laissant les autres plus inexpliqués et plus mystérieux que jamais.

Alerté par la lecture d'un article de Mr Roland Spieth repris dans un bulletin de l'association Nature et Vie de Barr, j'ai procédé personnellement à quelques vérifications, études et relevés, qui s'avèrent pour le moins troublants !
1. les accidents se concentrent sur la même portion de route.
2. les impacts sont groupés dans deux secteurs bien précis de cette portion
3. l'axe situé entre ces deux points correspond à une zone tellurique *très singulière*
4. l'accident arrive généralement *après* passage sur cette zone
5. les impacts sont plus nombreux dans un sens de circulation que dans l'autre.
6. L'étude de la carte géologique montre que l'axe indiqué plus haut est le siège d'un croisement entre une faille orientée sud-ouest/nord-est et d'un cours d'eau ouest/est, accompagné d'une hydrosphère souterraine très active, ces deux particularités *coupant la route au même endroit !*
7. L'analyse multicritères que j'ai effectuée sur place confirme parfaitement la singularité géophysique de l'endroit: variation localisée de près de 2 000 nT (nanoteslas) concernant le champ magnétique naturel, radioactivité augmentée de plus de 50%... et réactions biologiques montrant une flagrante chute du tonus corporel général.

L'hypothèse qui me paraît la plus cohérente, et qui permet d'expliquer la quasi-totalité des accidents survenus, est la suivante:
Lorsque la personne conduisant le véhicule est *fatiguée* par un long trajet, un repas un peu lourd, une grande journée de travail, etc..., ses réserves physiologiques sont amoindries. Les capacités de réaction au stress sont alors très limitées: si la «dose» admissible est dépassée, le système neurovégétatif (involontaire) dont la fonction est précisément de *recruter de l'énergie*, réagit en coupant purement et simplement le «robinet», induisant une rupture de l'homéostasie corporelle et une forme de léthargie momentanée pouvant aller jusqu'à la syncope (trou noir) !
Ainsi, en traversant la zone incriminée, les réserves d'adrénaline et d'hormones associées déjà très épuisées ne suffisant plus, la vigilance est gravement prise en défaut... et c'est l'accident.
Cette explication trouve une confirmation dans le fait qu'en circulant du sud vers le nord, les singularités vont crescendo, et que c'est dans ce sens que les accidents sont les plus nombreux.

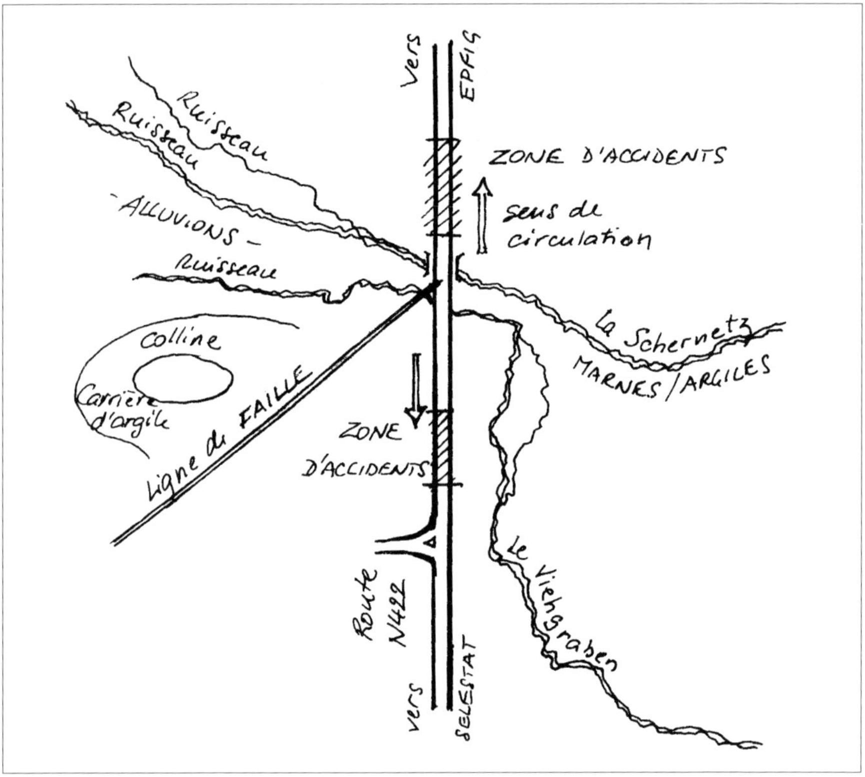

Figure 6

De tels cas ont déjà fait l'objet d'études, en particulier en Allemagne, où le physicien R. Endrös a obtenu une nette réduction statistique des accidents après pose d'un appareil «résonateur-interférent» de sa conception... Recherches à poursuivre !

Les hypothèses d'énergie en réseaux

Suivant la voie ouverte par nos prédécesseurs, depuis la plus Haute Antiquité, de nombreux chercheurs se sont, en particulier au cours des dernières décennies, penchés sur un phénomène assez déroutant à première vue. Après des séries de constats troublants, d'études de cas de malaises ou de maladies semblant liés à un «facteur local inconnu « non lié directement à la structure du sol profond, ils ont systématisé leurs recherches, et découvert des choses étonnantes.

Le grand problème, comme dans beaucoup de cas et de sujets touchant à la santé, les médecins le savent bien, provient de la difficulté d'objectiver un phénomène soupçonné d'être une cause de mal ou de maladie. Avant la découverte remarquable de Pierre et de Marie Curie, au début du XXe siècle, l'effet pervers des roches radioactives sur notre organisme ne pouvait guère être montré que par des réactions biologiques... ou tout simplement ignoré !

Les énergies en réseaux, souvent appelées réseaux telluriques ou géomagnétiques sont invisibles, inaccessibles directement à nos sens objectifs, et délicats à observer par des instruments physiques aussi sophistiqués soient-ils... Les chercheurs ont donc, à défaut de disposer d'autres moyens de mesure, tenté de repérer les réactions biologiques (involontaires) des êtres vivants sur terrain naturel. Lors du balayage systématique de la surface étudiée, des zones différenciées se sont imposées, formant une sorte de trame relativement régulière, que l'on retrouve semble-t-il quasiment partout, comme si elle recouvrait l'ensemble du globe terrestre. Divers instruments dits «sensitifs» sont utilisés pour ces détections, en particulier le «lobe-antenne». Nous reparlerons de ces réactions-réflexes et des protocoles sensitifs dans un chapitre ultérieur.

Les résultats de ces recherches ont donné naissance à de nombreuses propositions de maillages quadrangulaires formés de «murs invisibles d'énergie» de tailles différentes et se développant selon deux orientations principales, formant d'immenses filets:
- l'orientation cardinale (N-S / E-O), a été proposée par les Dr Hartmann, Palm, Romani
- l'orientation diagonale (NE-SO / NO-SE), a été décrite entre autres par MM Curry, Peyré.

Les points de croisement de ces réseaux, dont les différentes mailles vont de 1m10 à plusieurs dizaines de mètres, ont été en général considérés comme pathogènes pour l'être humain.

Ces descriptions peuvent paraître en première analyse quelque peu hétérogènes. Pourtant, une étude attentive sur la complémentarité des différentes mailles proposées et les travaux sur le terrain effectués par de nombreux chercheurs confirment nos propres observations: tout semble effectivement indiquer que «quelque chose se passe à intervalles plus ou moins réguliers».

Notons que de récentes mesures très fines du champ électrique local, ainsi que des interférences repérées dans certaines bandes radio/TV ouvrent des voies de recherches complémentaires très intéressantes.

Tout cela a été très modélisé, chacun y allant de sa trame ou de son «dessin». En Allemagne, pays du célèbre Dr Hartmann, inventeur du réseau qui porte son nom, des biophysiciens émettent des avis similaires, disant qu'on a «mis le monde en prison». D'autres systèmes énergétiques tels que des «vortex» (spirales), des «cheminées cosmotelluriques» et autres phénomènes dits subtils, ont été décrits et figés peut-être quelque peu à la hâte...

Avec toute la prudence qui s'impose dans ce domaine délicat où la subjectivité peut jouer un rôle non négligeable, nous pourrions aboutir néanmoins à une forme de synthèse générale que nous pourrions exprimer comme suit:

Certaines énergies semblent subir dans la biosphère des lois de distribution volumique en «ventres» et «noeuds», formant une sorte de gigantesque réseau fractal complexe et fluctuant, dont les points de trame seraient à différents niveaux suffisamment singuliers pour être «reconnus» par les organismes vivants.

L'observation objective des faits montre pourtant que ces «noeuds d'énergie-réseaux» n'induisent pas systématiquement, fort heureusement, d'effets dévastateurs sur la biologie de ceux qui y stationnent. Nous serons donc un peu en retrait par rapport aux affirmations parfois alarmistes de certains auteurs d'ouvrages sur la Géobiologie, qui par ailleurs ont le mérite d'avoir ouvert les débats et initié un public de plus en plus large aux questions fondamentales de l'influence des lieux sur la vitalité de ceux qui y séjournent.

Lors de mes travaux sur site, j'ai pris l'habitude de traduire uniquement les noeuds à forte singularité. Cette procédure permet surtout de démasquer les risques liés à la *conjugaison des facteurs.* Par ailleurs, le travail sur une trame de référence (j'utilise habituellement l'orientation diagonale, par expérience très «active») permet de visualiser, par les déformations éventuelles du maillage ainsi révélé, le fonctionnement géodynamique du lieu et ses particularités (fig.7).
Notons que ces énergies ne semblent pas figées, mais paraissent fluctuer en fonction de nombreuses causes, dont on peut relever en particulier: les masses et aménagements proches, les objets métalliques, la mise en route de moteurs et circuits électriques (différence de potentiel), la météorologie, les modifications du tellurisme (séismes, éruptions), etc...

Par ailleurs, un certain nombre d'observations tendent à montrer que ces trames auraient la propriété de conduire ou transmettre de multiples informations en provenance de la biosphère.

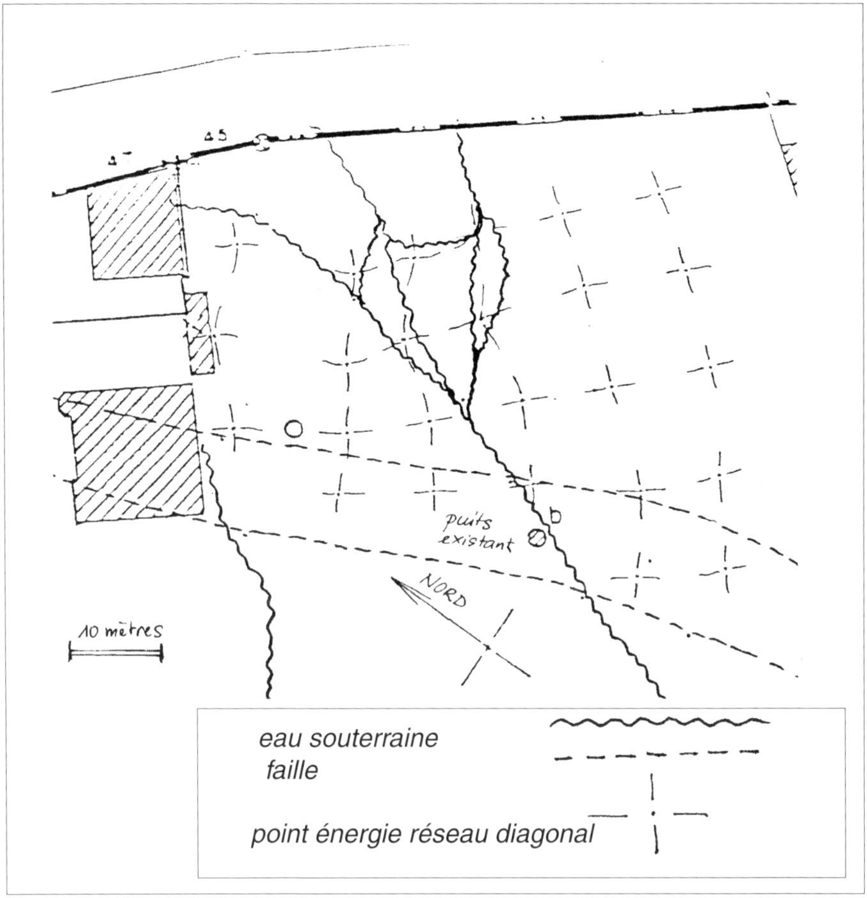

Figure 7 - Une nette cohérence entre les zones géologiques singulières et la déformation du maillage apparaît après tracé à l'échelle des points relevés très précisément sur le terrain

Le comportement des animaux sauvages et domestiques (chevaux) à l'approche des tremblements de terre apporte du crédit à cette hypothèse. Les bêtes fuient les zones à risque *avant* les secousses physiques. Elles semblent capter dans la distribution «énergétique» des réseaux les informations nécessaires à leur survie.

En Chine, des scientifiques se penchent de très près sur ces réactions du monde vivant. On se souvient qu'une série d'oservations en laboratoire a prouvé en 1976, que le fameux séïsme de Pékin, très meurtrier, avait été pressenti par des animaux avec une avance de quelques heures pour les mammifères, quelques jours pour les poissons, voire quelques semaines pour certains petits organismes très sensibles !

En fonction de la qualité des informations qu'elles transmettent, les «énergies en réseaux» si souvent mal considérées, pourraient bien devenir des participants actifs à des techniques de rééquilibrage de certaines constructions malades. Des expériences menées dans cette voie avec mon ami Jean-Paul Barthel sont encourageantes.

D'ailleurs, certains axes que nous qualifierons de «biomagnétiques» semblent sillonner la biosphère au gré de la distribution de certaines opportunités dans le paysage... Sur ces lignes particulières, notre biologie et les champs périphériques qui y sont associés, se trouvent en situation d'échanges tout à fait privilégiés: nous nous y sentons vraiment très bien...

Bien entendu, à la conception d'un bâtiment neuf, il peut être intéressant de se «caler» en quelque sorte sur le canevas énergétique du lieu à l'instar de ce que faisaient les Anciens, mais ceci est une autre histoire... (1)

(1) A paraître du même auteur: «Habitez en pleine forme».

ATTENTION... PIEGES !

Les «positions» des zones de vie peuvent présenter à elles seules, nous l'avons vu, une série d'inconvénients lorsqu'elles sont inadaptées...

Mais le BÂTI lui-même est loin d'être neutre pour notre santé !

Un gâchis impressionnant

Comme nous l'avons déjà évoqué, l'Homme a énormément modifié son environnement naturel sur bien des plans... malheureusement pas toujours dans le «bon sens», ou disons plutôt avec une largeur de vue suffisante. Des problèmes d'origine artificielle se cumulent ainsi à ceux liés à des choix d'implantation mal inspirés par rapport aux singularités naturelles présentes sur le terrain.

C'est ainsi qu'on retrouve sur nos sites à bâtir, dans nos maisons, appartements et bâtiments professionnels, un ensemble de pollutions de tous ordres: chimique, électrique, acoustique, radioélectrique, hyperfréquentielle, radioactive (!), etc...
Autant de choses qui se conjuguent entre elles et qui dévitalisent notre espace de vie... Ces problèmes multiples et souvent complexes se déclinent en cascade et se retrouvent à tous les niveaux... jusqu'au biotope général de notre globe. Dois-je rappeler quelques enjeux graves dûs à notre «mauvaise conduite écologique»? Si ce sujet n'est pas développé ici, que l'on ne s'y trompe pas cependant:

Le Biologiste de l'Habitat se doit d'avoir une vision planétaire des problèmes, et inscrit son action dans ce cadre élargi.

Car sommes-nous dans la bonne voie si nos constructions, par les matériaux qui les constituent, les techniques d'extraction, de transformation, de fabrication, de transport et de montage, les technologies intérieures telles que la distribution électrique, le sanitaire et le chauffage, les peintures, vernis et produits de traitement deviennent les causes de tant de *pollutions et de gaspillage d'énergie et de ressources naturelles*, non seulement pour nous en tant qu'individus, mais aussi pour notre habitat à tous... qui est aussi celui de nos enfants ?

Les matériaux anti-vie

Qui se soucie de savoir comment va se comporter le bâtiment dans lequel il vit, lorsque celui-ci subira un incendie (émission de gaz et sous-produits de combustion toxiques par exemple), ou bien quand il aura «fait son temps» et qu'il sera mis en décharge ? Tous ces matériaux retourneront-ils gentiment

s'intégrer aux cycles naturels pour être digérés et réutilisés par notre «Terre-Mère» ? Ou bien encombreront-ils et agresseront-ils celle-ci en se comportant comme de véritables *corps étrangers*, voire de réels polluants, étouffant la *vie* dans le site où ils seront déversés, et perturbant à quelque degré l'ensemble du biotope planétaire ?
Bien sûr,on peut recycler une matière, c'est-à-dire réutiliser les molécules ou les composés en question plutôt que les mettre au rebut ou les détuire. C'est parfois une solution tout à fait défendable, mais, là encore, il est indispensable d'évaluer les impacts de cette stratégie d'une manière globale et à long terme !
Un de mes amis et partenaire Jean-Luc Thomas, architecte, est très engagé dans la voie de la construction écologique depuis de nombreuses années. Avec quelques autres, il fait figure de pionnier... écouté timidement par un nombre néanmoins croissant de confrères. Lors d'une conférence-table ronde pluridisciplinaire que nous avions organisée au sein du salon Hygiane à Strasbourg en 1991, il s'exprimait ainsi:
« En bioarchitecture, nous nous attachons à mettre en oeuvre de préférence des matériaux naturels, parce-que ce sont les plus proches des besoins du corps humain. Ces matériaux, biodégradables de façon simple, correspondent à un schéma cyclé plutôt que re-cyclé. Car à mesure qu'on la synthétise , puis qu'on la transforme un peu plus à chaque réemploi, la matière consomme de l'énergie et s'éloigne du même coup de ses qualités originelles... pour finir parfois par poser un réel problème ! Si nous sommes confrontés à l'existence des déchets toxiques, c'est aussi parce-que nous consommons sans discernement, et par là-même soutenons la production industrielle qui les a générés. Notre démarche s'appuie à la fois sur une indispensable lucidité économique et la prise de conscience de notre responsabilité en tant que bâtisseurs».

Celà nous amène d'ailleurs à un constat intéressant: les composés réalisés à partir de fibres et éléments naturels peu transformés, répondent généralement bien aux règles «techniques» en matière de Biologie de l'Habitat. Un grand nombre des matériaux de synthèse actuellement proposés sur le marché de la construction présentent des atouts certains, mais font piètre figure dès que l'on avance les critères de biocompatibilité que nous avons évoqués...Il reste du pain sur la planche pour les chercheurs qui décideront de prendre en compte ces aspects du confort dans l'habitat. Certains s'attèlent déjà à la tâche... Nous aurons l'occasion, dans les chapitres consacrés au diagnostic proprement dit, de préciser cet aspect essentiel de la qualité biotique du bâti.

> *Evaluer la transparence des matières aux quatre Cycles Naturels Majeurs que nous avons évoqués devrait être considéré par tous les professionnels de la construction comme une question* fondamentale.

L’escalade technologique: oui, mais avec discernement !

L’exemple de la qualité de l’air dans la construction est édifiant. Pour des raisons, à la base légitimes, de gestion de la température et d’économies d’énergie, on a en quelques décennies transformé nos habitats en caissons étanches avec: super-isolation (souvent synthétique), pare-vapeurs, sols plastiques, fenêtres à joints renforcés, etc....

Au cours de cette aventure, on constate que le renouvellement d’air ne se fait plus correctement, les occupants se plaignant de bien des maux liés à une mauvaise aération. Des normes se mettent alors en place, préconisant une VMC (ventilation mécanique contrôlée) motorisée, avec des ouvertures (!) que l’on recrée dans les fenêtres «super-étanches». Maîtrise des flux oblige. Admettons...

Mais un autre problème s’impose en parallèle: l’humidité de l’air atteint souvent des taux inhabituels, soit trop élevés, soit trop bas, avec des fluctuations pénibles à chaque fois que les données à l’intérieur de la construction sont modifiées: prise d’un bain, d’une douche, cuisson des aliments, mise en route du chauffage par convection ou d’appareils électriques domestiques, etc... Résultats: condensations, moisissures, dégradations, mal-être... Solution de la surenchère technique: les bouches d’entrée d’air et d’extraction hygroréglables (voire thermomodulables), les hygro-saturateurs statiques ou mécaniques, les ioniseurs électriques, ... nous en reparlerons.

Il est temps de prendre enfin du recul: arrêtons de nous tromper de critères !

Que sont devenues les matières telles que la terre (crue ou cuite), les pierres calcaires, les chaux naturelles, le bois et les fibres végétales dans nos bâtiments modernes? Relégués aux rôles de décor ou de fonctions subalternes, siliconés, étouffés sous des couches de vernis et résines de synthèse, ils ne peuvent plus nous apporter leur précieux concours ! Feu de la respiration-transpiration naturelle des parois, des ambiances douces et agréables, des bonnes odeurs....

Bien sûr, un retour en arrière ne serait ni réaliste, ni intéressant pour notre mieux-vivre. Rappelons que tout de même, de très beaux progrès ont été faits depuis les maisons souvent froides, humides voire véritablement insalubres qu'ont connues nos ancêtres !.. Cependant, c'est à une vision nouvelle des choses que je vous convie.

Développons activement de nouvelles technologies, des matériaux performants, explorons d'autres voies, mais... en tenant compte des besoins de l'Homme global: être physique et mécanique, mais aussi fantastique machine biologique avec ses mécanismes de circulation et d'échanges d'énergie vitale, et enfin être pensant, réactif, émotif et subtil.

Cet Homme-là, les bâtisseurs modernes l'on oublié. Gageons qu'ils se reprendront !
Voyons maintenant comment «prendre le pouls» de notre lieu de vie...

LES TECHNIQUES D'ANALYSE

LA METHODOLOGIE D' ANALYSE

Au cours du diagnostic, les informations multicritères sont accumulées par le Biologiste de l'Habitat:

** de l'extérieur vers l'intérieur*
** du bas vers le haut*
** du général au particulier*
** sur les trois plans d'expression (Phy-Bio-Psy)*

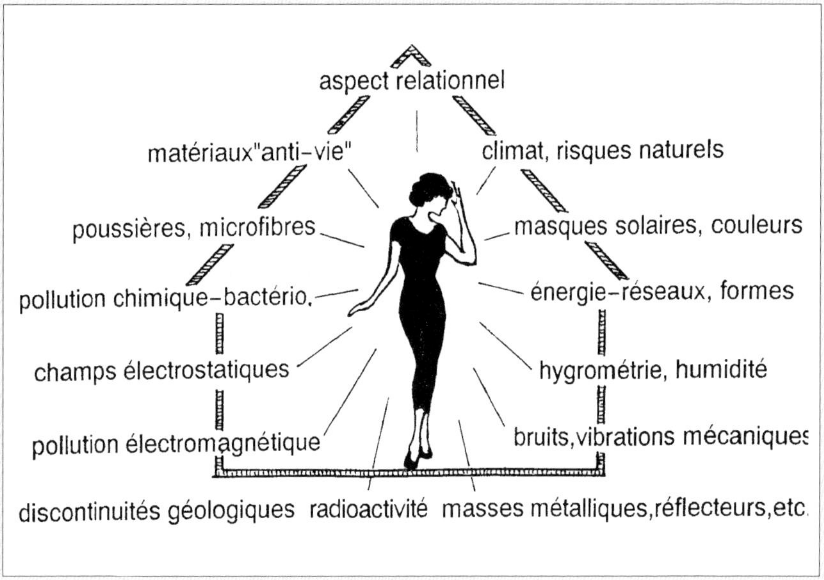

Les multiples facteurs stressants se conjuguent. En décrypter les causes permet de proposer des solutions adaptées.

Eliminer "la goutte qui fait déborder le vase" nous permet de retrouver un niveau de stress acceptable par notre organisme.

Figure 8

COMMENT S'EFFECTUE UNE ANALYSE BIOTIQUE?

Analyser une maison, un logement ou un local professionnel, vous vous en doutez, ne s'improvise pas.

De la même manière qu'un médecin ausculte son patient et s'intéresse surtout aux facteurs endogènes (phénomènes liés au fonctionnement intérieur du corps), le Biologiste de l'Habitat va faire son diagnostic avec méthode et précision, et s'occupera quant à lui principalement des facteurs *exogènes* (liés à l'environnement et au bâti).

L'intérêt de l'analyse

Il s'agit tout d'abord d'établir un diagnostic. Celui-ci servira de base à la proposition de toute une série de *solutions concrètes et efficaces.* En nous appuyant sur les principes évoqués plus haut, nous pourrons alors compenser, rectifier, améliorer...
Il est d'ailleurs intéressant de noter à quel point les personnes chez lesquelles j'ai eu le plaisir d'intervenir m'ont dit combien elles *appréciaient* que l'on s'occupe de leur cadre de vie. En effet, ceci est ressenti comme *vital*, lorsque les choses vont mal, que l'on se sent «décrocher».

> *S'intéresser au cadre de vie des gens, c'est une manière de les reconnaître. C'est déjà les aider !*

De plus en plus en effet, on va consulter le médecin ou le psychologue chez lui, dans son cabinet. Il n'y a pas si longtemps, le «docteur» de la famille se déplaçait pour ses consultations; il était en contact étroit avec le milieu de vie de ses patients et pouvait donner des conseils avisés à ce sujet. Mais, évolution oblige, avec la masse sans cesse croissante des connaissances et le phénomène inévitable de la spécialisation, cela n'est plus guère possible.

«L'ambiance» dans laquelle naissent les maladies échappe ainsi de plus en plus au *corps médical*... De nombreux praticiens se rendent compte de cette carence grave, et nous inscrivons dans cette prise de conscience l'énorme avenir de la Biologie de l'Habitat, à la fois Science et Art capable d'apporter, en synergie avec le médecin du corps, des réponses cohérentes et efficaces. Autrefois, la même personne était à la foi Médecin, Psychologue, Conseiller familial ou professionnel. Aujourd'hui, la pratique en équipes pluridisciplinaires est très certainement la voie s'ouvrant pour l'Age d'Or qui attend l'humanité, et auquel, incontestablement, celle-ci aspire de toutes ses forces !

Le cadre de vie: un tout indissociable

Je dois avouer qu'il arrive que le demandeur insiste pour avoir une visite rapide et partielle. J'ai toujours refusé... Que penseriez-vous d'un médecin qui, consulté pour une douleur localisée, oublierait de vous ausculter complètement, au risque de passer à côté de l'essentiel ? La *localisation* du mal et son *origine* sont deux choses bien différentes ! L'imperfection liée au diagnostic humain est largement suffisante en elle-même pour que l'on évite d'en rajouter !

En Biologie de l'Habitat comme en médecine, l'approche diagnostique se fait du global au spécifique, de l'extérieur vers l'intérieur, du général au particulier. Le travail commence donc par l'environnement du bâtiment, et se termine par l'étude des lieux de stationnement des occupants.
Précisons que pour être crédible et éviter toute influence pouvant fausser les travaux de détection ou la neutralité de l'opérateur, l'ensemble du diagnostic de l'habitat doit obligatoirement se faire <u>en aveugle</u>: on rapprochera les symptômes et les problèmes éventuels des occupants avec les relevés spécifiques réalisés lors de l'étude de l'environnement et l'analyse du bâti, niveau par niveau, mais uniquement <u>après coup</u> !

Bien sûr, comme c'est le cas de toute discipline, les techniques et connaissances sont en constante évolution, et nul ne peut prétendre à l'infaillibilité. Les réactions des êtres humains face à leur habitat sont complexes, mais aussi parfois surprenantes. Cependant, elles m'ont toujours paru admirables dans les facultés d'adaptation qu'elles révèlent, et qui montrent que nous sommes tous des cas particuliers... et que la machine humaine est vraiment extraordinaire !

Une analyse biotique doit être menée selon un protocole précis. Réactualisé en permanence, celui-ci permet de multiplier les recoupements et vérifications. Aux séries de mesures géophysiques (appareillage scientifique étalonné) ou sensitives (l'opérateur analyste décode ses propres réactions par rapport aux facteurs extérieurs), il convient d'ajouter les lectures des réactions végétales ou animales sur le site, et de tester à l'aide de divers contrôles la réponse biologique des habitants par rapport aux points suspectés comme singuliers du lieu. Une étude de l'histoire locale et une approche psychologique de la relation habitat-habitant sont enfin des compléments incontournables.

Ce faisceau d'observations permet à l'analyste d'asseoir son diagnostic avec le sérieux qui s'impose (fig.8).
Notons aussi que l'analyse correspond à un «état biologique des lieux» transcrit en fonction des informations *perçues et repérées au moment de l'intervention.* Celles-ci peuvent être sujettes à évolution... vous l'avez compris rien n'est figé dans notre monde, ... et c'est heureux !

> *Une dysfonction repérée à un endroit donné d'un bâtiment peut provenir d'une pièce située à l'opposé, d'un autre étage, ou encore être amplifiée par toute une série de facteurs disséminés un peu partout...*

Quels sont les moyens d'analyse à notre disposition ?

L'enquête

La première démarche consiste à procéder à une petite enquête de voisinage. Celle-ci est à la portée de tous. C'est elle qui révèle par exemple s'il y a des risques d'inondations, quels sont les couloirs de vents dominants, où sont situés les «points-foudre», quelles sont les industries proches, les sources de pollution ou de désagrément, mais aussi les avantages offerts par le site, son ensoleillement, son «vécu», ses habitants, etc... On peut ainsi récolter facilement d'innombrables données très intéressantes !

Le nom du lieu revêt là une importance toute particulière. Comme la plupart des patronymes, il est le reflet d'une réalité qui le caractérise, ou celui d'une histoire spécifique ! Que pensez-vous d'un lieu-dit nommé «Vieux marais» ou bien de celui qu'on appelle «Bel Adret»? Préférez-vous la «Fosse du Diable» ou la «Colline de Lumière»? Intéressez-vous au nom de la rue, du quartier...

Une autre source précieuse d'informations est à rechercher dans l'étude de la carte géologique du lieu. On y trouve les indications de base concernant le type de sol, les affleurements, les failles suspectées ou observées, le réseau hydrologique de surface, le socle profond, etc...

Selon nécessité, on peut compléter ces recherches par des démarches auprès de la mairie locale et d'organismes spécialisés: Bureau de Recherches Géologiques et Minières, station météo, Institut Géographique National, Equipement, Direction Départementale de l'Agriculture, ...

L'observation du site:

C'est tellement évident que l'on n'y pense pas ! Mais attention. Il y a des conditions nécessaires à une observation efficace: savoir interpréter ce que l'on voit...
Bien entendu, plus la zone est urbanisée, plus la réalité observable va par nécessité se cantonner à un environnement artificiel: modifications dues à l'impact de la ville sur les perceptions acoustiques, tactiles, odorantes, visuelles (qualité du «paysage» urbain, ensoleillement résiduel),... Dans le

cadre de nos mégalopoles, bien malin celui qui saura déceler le langage que développait le site à l'état naturel !

Car la Nature a ses moyens d'expression.

C'est là qu'interviennent les méthodes spécifiques d'investigation, dont la multiplicité et la complémentarité vont apporter une palette d'informations très précieuses.
Sans entrer dans le détail, nous citerons entre autres les moyens d'étude suivants:
- les photographies aériennes (en particulier infra-rouges proches) qui, pour le spécialiste, dévoilent les discontinuités du sol telles que les failles et fractures par exemple
- l'observation directe du relief, qui souvent «traduit» en surface des réalités plus profondes (cassure, rupture ou variation de pente, creux, zone d'effondrement, changement de type de sol, etc...)
- l'observation du végétal: type de végétation basse et haute, état de santé et mouvement, en particulier pour les arbres qui souvent «réagissent» à l'agression d'une zone dévitalisée (fig.9) ou les haies qui localement ont des «trous» ou poussent mal !
- l'étude de la faune: espèces, passages, points de stationnement peuvent être de précieux révélateurs (voir encadré).

<u>*LES SIGNES DU MONDE VIVANT*</u>

<u>*Les choix des animaux*</u>
Les animaux semblent choisir des endroits bien précis, différents selon l'espèce et le but recherché:
** les chats pour se recharger,*
** les abeilles pour essaimer,*
** les fourmis et termites pour monter leurs châteaux,*
choisiront des zones singulières et plutôt dynamiques sur le plan du tellurisme,

Par contre,
** les chevaux pour paître,*
** les chiens pour se reposer,*
** les souris, rats, mulots pour se multiplier,*
** la plupart des cervidés de nos forêts pour s'installer,*
préfèreront un sous-sol calme et homogène.

<u>Les arbres</u>

L'étude de leurs mouvements est éloquente; en forêt, mais surtout dans les vergers. En effet, au milieu d'une majorité d'arbres droits et bien portants, il n'est pas rare de trouver un ou deux sujets totalement tordus ou vrillés donnant l'impression de tenter de fuir désespérément un endroit ou une ambiance manifestement hostile très localisée.

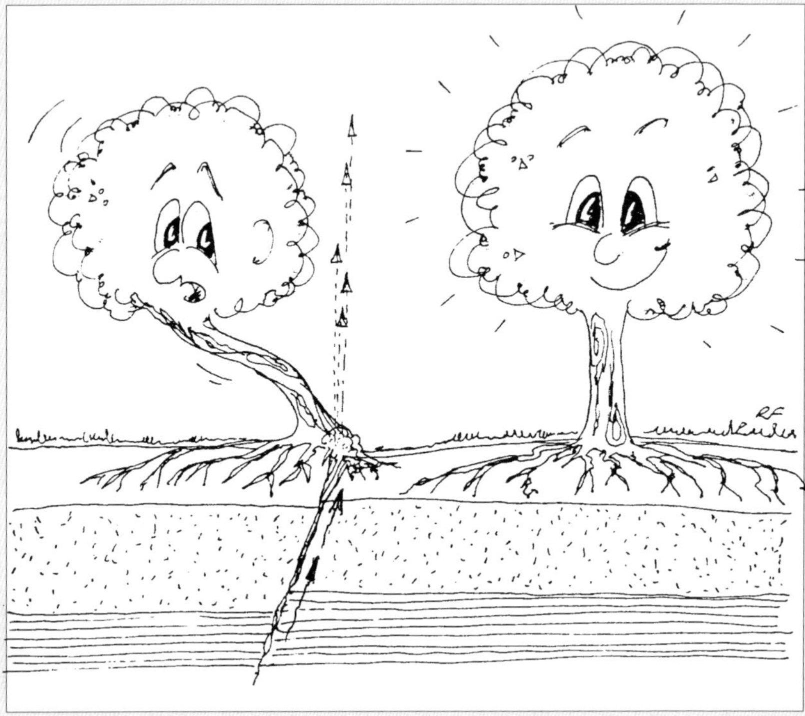

Figure 9 - Les arbres fruitiers et notamment les pommiers semblent rechercher des conditions tout à fait particulières et privilégiées pour la production de leurs fruits. Ils développent en effet systématiquement leur couronne le plus loin possible de la zone singulière sur laquelle le hasard ou la main de l'homme avait semé la graine...

Après l'indispensable observation des lieux autour du bâtiment, on peut passer aux mesures. Celles-ci sont de deux ordres, complémentaires, et toutes

utilisées par le Biologiste de l'Habitat opérant une analyse biotique, à savoir:
- les mesures des facteurs physiques
- les mesures des effets biologiques.

L'approche géophysique rationnelle

Ces investigations se font avec des instruments étalonnés. L'accumulation des informations données par ces mesures dans les différents domaines géophysiques, vont permettre de circonscrire les points singuliers du lieu. Nous donnerons ici une simple description de cette approche méthodique. Les développements et les exemples vécus qui s'y rattachent sont exposés dans les chapitres suivants.

Les mesures autour du bâti

Ces travaux très importants demandent de la part de l'opérateur à la fois méthode et précision. Ils se font de préférence en périphérie, hors de l'influence de la construction, qui, par ses composants, en particulier les importantes masses métalliques, pourrait invalider les tests.

Le champ magnétique

On repère les variations localisées d'intensité du champ magnétique terrestre sur le terrain naturel autour du bâtiment. Ces indications sont fournies par un magnétomètre très sensible, et les mesures sont généralement données en nanoteslas (10^{-9} Teslas).

Il est très courant de constater une chute ou une augmentation de plusieurs centaines de nanoteslas par endroits sur une distance de l'ordre du mètre. Ces changements du gradient magnétique terrestre trahissent souvent des perturbations du sol profond (cassures, failles), ou encore des cours d'eau souterrains. Mais attention: la sonde peut également être sensible à des paramètres artificiels !
C'est pour cette raison par exemple que l'utilisation d'un magnétomètre à *l'intérieur* d'un bâtiment dans ce type de recherche est récusée. En effet, la grande quantité de matériaux ferromagnétiques présents (poutrelles, armatures, appareils, grilles, etc...) et les champs magnétiques induits par la distribution électrique, sont autant de facteurs influançant directement les valeurs mesurées. La simple variation de la position d'une chaise métallique, puis la coupure du courant au chevet d'un lit nous ont, lors d'une expérimentation menée avec mon ami Jean-Paul Barthel, donné trois courbes magnétiques différentes.

Interprétés sans discernement, ces résultats auraient pu amener à des conclusions aussi diverses que loufoques !

Plus abordable pour le néophyte, une simple boussole indiquera les anomalies d'*orientation* ou de déclinaison (fig.10) caractérisant une suspicion en profondeur.

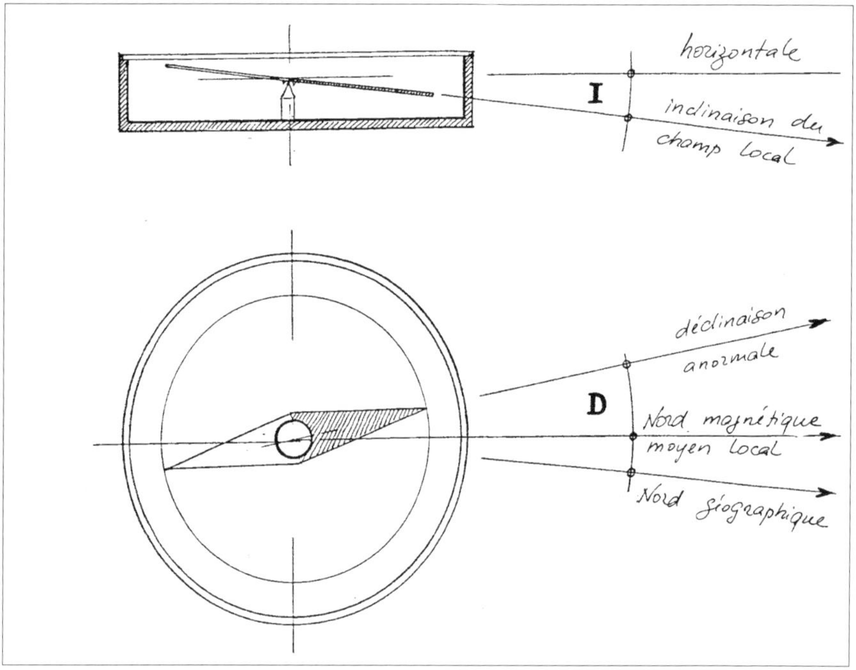

Figure 10

J'ai personnellement pu constater une déviation de l'aiguille de 180°, sur une surface d'environ 15m˝ dans une maison individuelle, sans cause apparente. Ce type de déviation peut correspondre soit à une forte anomalie géophysique, soit à la présence d'une grosse masse magnétique enfouie, attirant l'aiguille. Avec un peu de patience et de méthode, on finit par circonscrire la zone.. Celle-ci est généralement impropre au stationnement prolongé. Depuis le déplacement de son lit, la jeune enfant qui dormait là passe des nuits d'une toute autre qualité!

Méfiance, cependant, rappelons-le: quel que soit l'instrument utilisé, il sera essentiel de vérifier que les différences relevées ne proviennent pas d'un simple objet métallique enterré ! Pour cela, on rapprochera puis éloignera du sol à cet endroit la boussole ou l'appareil de mesure. Aucune différence notoire ne doit être constatée s'il s'agit d'une discontinuité géophysique profonde !

Ce qui fait la validité d'une mesure, ce n'est pas seulement l'appareillage utilisé, c'est aussi et surtout l'adéquation du protocole et l'honnêteté de l'opérateur...

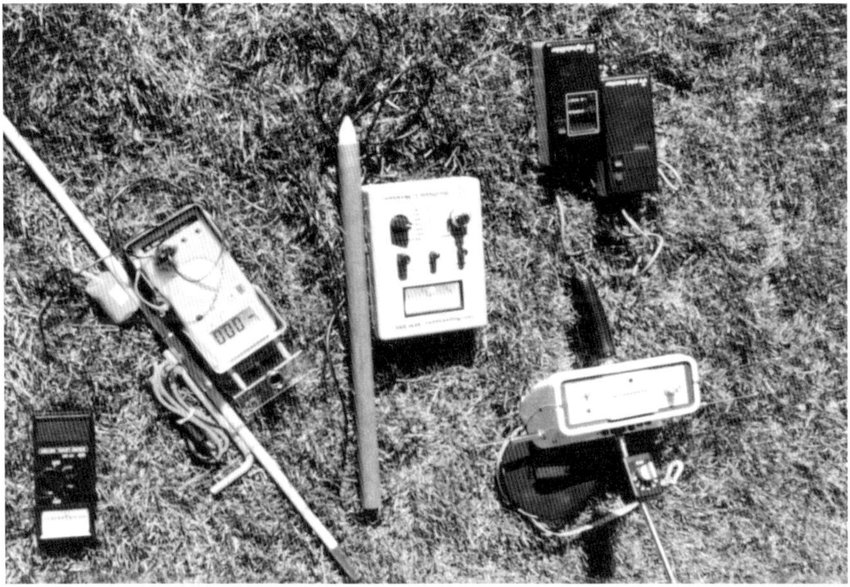

Figure 11 a - Quelques instruments de mesure en site extérieur (fournitures: voir fiches techiques BIOTICA / BIO-ESPACE en fin d'ouvrage)

La radioactivité du sol

Un comptage ponctuel en impulsions par minute, pour toutes émissions confondues (alpha, beta, gamma) permet, grâce à un tube Geiger et un appareillage spécifique, de mesurer le taux global de radioactivité émis en surface par le terrain.
En zone calme et sédative, sur des terrains de sable, grès, argiles, calcaires, on trouvera des valeurs globales de radioactivité variant généralement entre 50 et 130 impulsions/minutes (I/mn).

Des terrains plus «dynamiques» seront situés sur des socles de gneiss, de schistes alumineux, de roches phosphatées ou de granites par exemple, au-dessus desquels les taux oscilleront de 130 à 200 l/mn ou plus.
Au-delà de ces dernières valeurs, une attention particulière sera apportée aux risques liés à la présence d'une quantité élevée de gaz radon 222 dont nous reparlerons.

On peut repérer également, grâce à ces approches, l'éventuelle augmentation localisée du rayonnement radioactif au-dessus des failles ou courants d'eau souterrains suspectés.
Les mesures au scintillomètre réalisées par exemple en 1972 pour la célèbre expérience de Villisburg par l'ingénieur JWF Staengle montrent la nette corrélation entre l'existence d'un courant d'eau souterrain et la variation du rayonnement gamma. Mesuré à l'aplomb du passage d'eau, il atteignait le double et par endroits le triple de sa valeur moyenne!

Il est parfois intéressant également de mesurer d'autres facteurs, tels que les champs de micro-ondes naturelles (gamme des gigahertz), les différences de potentiel électrique dans les sols, etc...

Très souvent, les endroits où l'on trouve des valeurs physiques significatives (notoirement plus fortes ou plus faibles que sur le reste de la zone étudiée), sont aussi ceux où réagit le monde vivant !

Les mesures sur terrain et aussi dans la construction:

Elles complètent les précédentes, en donnant des indications précises relatives aux influences industrielles et à l'impact du bâti.

La radioactivité complémentaire due aux matériaux

Il est évident que l'utilisation de matières ou d'extraits naturels radioactifs à l'intérieur de la construction peut y augmenter la pollution ionisante. Ces mesures d'impact des matériaux sur la radioactivité ambiante sont importantes. Le taux de radon est à vérifier également.

L'électricité statique

Le statimètre est ici d'un grand secours pour débusquer les très nombreuses matières développant des champs positifs ou négatifs dans les locaux habités. Cet instrument permet en outre de quantifier le risque.

La pollution électrique alternative

Nous verrons qu'il est important de mesurer les champs électriques ou magnétiques et en particulier les dispersions basse fréquence 50 Hertz (courant domestique et industriel) présentes dans le bâti.
Les circuits et appareils sont à vérifier, pièce par pièce.

Les fréquences radioélectriques (radio - TV - CB - radar - etc...)

Les focalisations d'ondes de différentes bandes de fréquences (direction, densité de puissance, longueur d'onde) de provenance extérieure ou intérieure doivent être soigneusement localisées.
La position des potelets de branchement en façade ou en toiture est à repérer également !

La prise de terre

La bonne mise à la terre électrique des parties métalliques ainsi que des réseaux fluides (chauffage - sanitaire) de la construction est essentielle.
La valeur de conduction de l'installation doit être relevée systématiquement.
L'emplacement du piquet ou feuillard de terre est à tester.

La luminosité

Ces mesures d'ambiance sont plus utiles qu'on ne le pense généralement. D'origine naturelle ou artificielle, une bonne qualité de la lumière ainsi que des couleurs adaptées au lieu et à ses occupants, s'avèrent indispensables au bon équilibre général de ces derniers.

L'humidité

L'air ambiant est testé (hygrométrie relative HR), mais aussi les murs, les parois et planchers (hygrométrie absolue en %). Les remontées capillaires, zones de condensation, fuites, accumulations d'eau une fois détectées, on s'attachera à démasquer leurs origines.

La qualité de l'air

La teneur en poussières est à vérifier, ainsi que l'ionisation de l'air, le chauffage et la ventilation. Par ailleurs, les mesures classiques de pollution atmosphérique peuvent, le cas échéant, être réalisées en complément, si nécessaire en collaboration avec un laboratoire spécialisé.

Le bruit
Les bruits trop forts ou de fréquence inadaptée sont reconnus comme la principale pollution directement perceptible. Très agressif, ou cumulé à d'autres

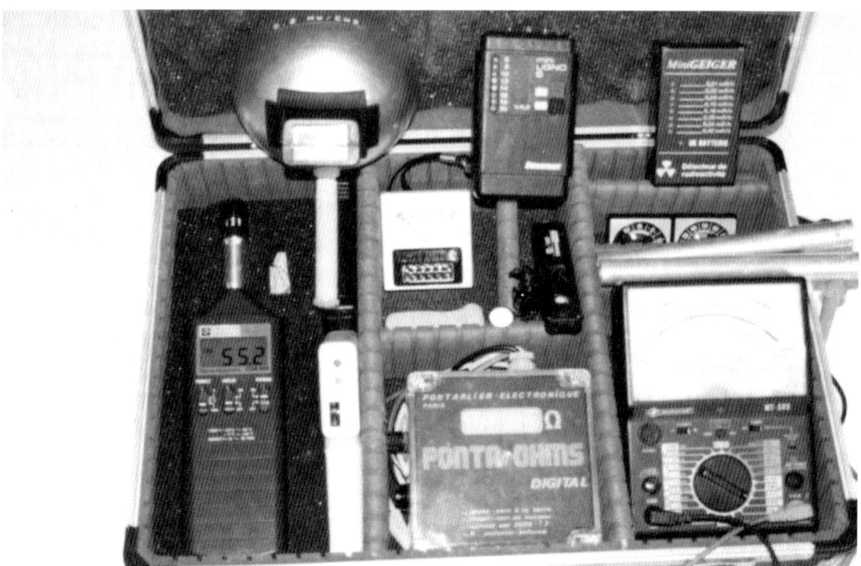

Figure 11 b - Bien sûr, une panoplie complète d'instruments est nécessaire pour toutes ces mesures complémentaires.

facteurs, le bruit est un «stresseur» de premier ordre, induisant chez ceux qu'il touche tout le cortège des réactions physiques (crispations), neuro-végétatives (hypertension, ulcères gastriques, maux de tête), dérivant vers des troubles du comportement (irritabilité, anxiété) et autres insomnies... jusqu'aux maladies les plus graves.

Dans la deuxième partie de cet ouvrage, nous reparlerons de façon plus détaillée de ces pollutions. Nous évoquerons également, au travers de cas concrets, les principales précautions à prendre pour se préserver des mauvaises surprises dans la construction.

Le plan physique du bâti pourra être amélioré par:
- l'utilisation des opportunités géographiques et bioclimatiques (chaleur, lumière, vents...)
- les solutions économisant les dépenses d'énergie et la production de déchets
- une distribution ergonomique et fonctionnelle des zones
- la régulation des fonctions d'échange de la construction avec son environnement:

Les mesures de l'effet biologique

Tous les facteurs de l'environnement évoqués plus haut et mesurables «physiquement» peuvent l'être également «biologiquement». Certains domaines cependant ne sont pas (encore?) explorables par l'appareillage scientifique direct. Une interface vivante pour objectiver des relations de causes à effets est alors indispensable !
Il s'agit, dans ce type de recherches, de mettre en évidence *les réactions des organismes vivants* (microorganisme, plante, animal, homme), à certaines agressions environnementales perçues comme des *facteurs stressants*.

Différentes techniques peuvent permettre de *visualiser* cet effet:

- les **imageries** telles que
l'électrographie qui dérive de la photo haut voltage (Kirlian) qui visualise les champs périphériques développés par le vivant,
la thésigraphie ou cristallisation sensible qui étudie la cohérence de l'image

des cristaux obtenus par mise en étuve d'une solution de sels de cuivre additionnés d'un extrait de matière vivante (voir plus loin: effets de la cuisson aux micro-ondes),
permettent d'obtenir des images reflétant la qualité globale ou «vitalité résultante» localisée de l'organisme dans son entier ou d'un extrait.

- les **biomarqueurs** sont des ensembles d'organismes vivants (animaux, cultures bactériennes, végétaux). Etudiés sur site et comparés à un groupe-témoin, ils développent diverses réactions directes parfois tout à fait remarquables. Le niveau de cohérence ou la spécificité de ces réactions renseigne sur le caractère plus ou moins stressant du facteur local étudié.

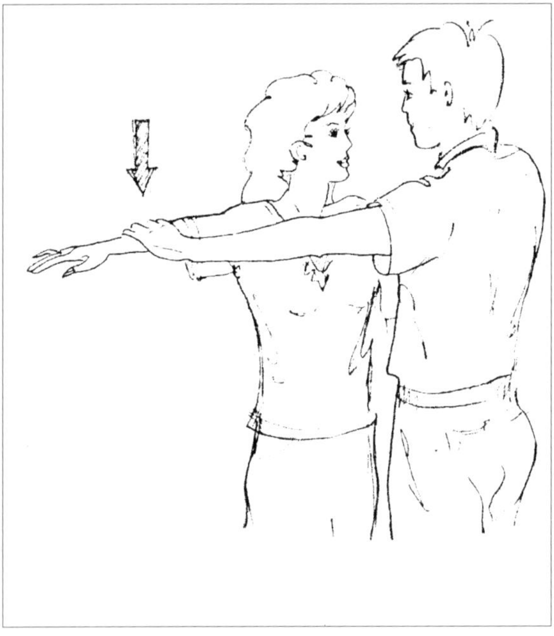

Sur l'être humain, la technique dite de «kinésiologie» (Goodheart, USA) étudie avec des protocoles très précis le niveau de réponse musculaire de la personne testée, en présence et en l'absence du paramètre choisi.
Ceci peut, lorsque la méthodologie est bien respectée, s'appliquer aux paramètres localisés.
La «géokinésiologie» peut présenter des atouts certains.

Figure 12 - Ci-dessus, test du deltoïde de l'épaule droite. Cette technique, d'apparence simple,nécessite une bonne connaissance des paramètres physiologiques en action et des protocoles de validation à utiliser.

- les **paramètres vitaux**, dont la variation localisée est étudiée sur la plante mais surtout sur l'animal ou sur l'homme, sont généralement collectés puis traduits sous forme de graphiques comparatifs. Sans les détailler tous, citons en particulier:

la biophotonique qui comptabilise le nombre de biophotons stockés, puis réémis par la matière vivante (F.A Popp, Allemagne)

l'électropuncture (Dr Voll) qui vérifie la conductivité électrique des méridiens en tant que réponse neurovégétative à divers facteurs stressants

le géothermogramme qui relève les différences de température corporelle selon le lieu de stationnement (R. Alexandre)

les tests sur le sang (en particulier les fluctuations de la vitesse de sédimentation en fonction de l'endroit où est situé l'échantillon)

le géorythmogramme (Dr Hartmann) qui mesure les variations de la résistivité de la peau selon l'emplacement de la personne (fig.13).

Toutes ces méthodes et bien d'autres encore permettent d'obtenir des ensembles de données spécifiques, dont la «lecture» se fait essentiellement *par comparaison* entre un site-témoin et le ou les points singuliers que l'on veut tester.
Ces moyens d'analyse sont en plein développement et promettent d'apporter dans un avenir proche un soutien extrêmement efficace à tous ceux qui étudient la «qualité vitale».

C'est grâce à ce type d'objectivation que l'on peut étudier avec quelque efficacité des domaines très particuliers tels que:
- les effets amplificateurs des masses métalliques, et leur impact à relative grande distance lorsqu'elles sont disposées sur des zones géologiques singulières
- les effets des formes toriques et dissymétriques sur la qualité globale des réponses du vivant
- les particularités des réflecteurs et miroirs sur la santé
- d'une manière générale tous les paramètres non mesurables sur cadran gradué, et suspectés d'agir sur notre physiologie.

Bien que les principes utilisés donnent souvent des images très spectaculaires, ils restent, du fait de la nécessité d'interpréter les résultats, l'apanage de spécialistes qui s'astreignent à respecter des protocoles sans faille...

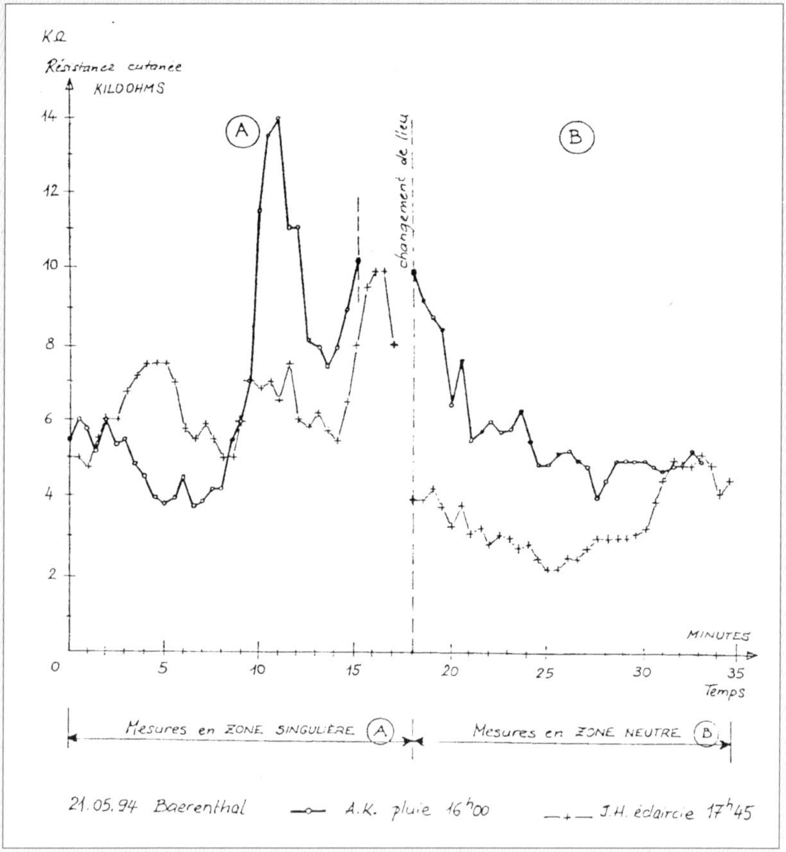

Figure 13 - Le principe du géorythmogramme a été mis au point par le Dr Hartmann en Allemagne dans les années 50. La personne est testée pendant une vingtaine de minutes. Elle tient dans chaque main une électrode reliée un à galvanomètre. Les valeurs de résistance ohmique sont relevées généralement toutes les 30 secondes.
Ci-dessus les courbes enregistrées lors d'un stage BIO-ESPACE-FORMATION dans deux zones très différentes et consécutivement sur deux personnes:

***en zone singulière(A)** au-dessus d'un cours d'eau souterrain, au pied d'un pommier tordu et improductif: résistivité cutanée élevée, courbes tourmentées*

***en zone neutre (B)**, non loin de là: résistivité cutanée basse, courbes calmes*

Les mesures sensitives directes

On aura beau inventer des instruments de métrologie aussi sophistiqués qu'il sera possible, ceux-ci ne pourront apporter qu'une indication *partielle*, un «extrait» de l'ambiance... Cette approche ciblée est bien sûr utile, mais à la lumière de ce qui a été dit plus haut, on devine ses limites... Et pourtant, combien de personnes, sûres du bien-fondé de leur jugement, érigent la mesure géophysique comme l'unique moyen d'étude crédible...

Dans les investigations sensitives, c'est l'être humain lui-même qui, à travers l'opérateur, va servir de résonnateur. Par ses propres réactions, il va préciser les endroits singuliers.
En ex URSS, ces méthodes de détection ancestrales sont officielles. Au cours des campagnes de recherches minières, elles sont appréciées en regard de leur grande fiabilité et des énormes économies qu'elles entraînent, depuis des décennies.
Matveev et Sochevanov ont confirmé la réalité de ces réponses sourcières. En 1966, ils ont organisé une détection sensitive de gisements de sulfures métalliques à grande échelle, avec 700 sourciers sillonnant les régions autour de la Carélie du nord et du Kazakstan. Les leçons tirées de cette expérience sans précédent sont les suivantes:
- une cohérence des réponses de près de 90% entre sourciers
- une large confirmation par détection systématique après coup d'anomalies magnétiques en hélicoptère, au-dessus des zones détectées à la baguette.

L'Utah Water Laboratory aux USA s'est penché, vers 1970-1971, sur la même question.. DG. Ghadwick et L. Jansen ont lancé 150 étudiants candides (non entraînés) sur quatre parcours, dont deux comportaient de fortes anomalies magnétiques réalisées au moyen d'une tige métallique enterrée verticalement à des endroits non connus des élèves. Une très bonne corrélation statistique entre signaux de détection et anomalies géomagnétiques *dues aux barres enterrées mais aussi aux discontinuités naturelles présentes sur le terrain* a amené les auteurs du rapport d'expérimentation, initialement plutôt sceptiques, à conclure clairement à une relation de cause à effet !

Le professeur Rocard, physicien français de renom international, a dirigé le laboratoire de l'Ecole Normale Supérieure de 1945 à 1973. Intrigué par le phénomène des sourciers, il a démontré que l'homme est capable de reconnaître des signaux magnétiques de très faible intensité grâce à des capteurs spécifiques situés dans divers endroits précis du corps, et qu'il a

nommés «centres récepteurs magnétiques».
Ceux-ci se situeraient particulièrement dans les zones suivantes, toujours symétriques à droite et à gauche de l'axe du corps:
- à l'attache des muscles du cou sur la base du crâne
- à l'attache des biceps au creux des coudes
- à l'attache des muscles lombaires sur la base des omoplates
- à l'attache des muscles des jambes dans le creux des genoux
- dans les talons, à 6 cm de l'arrière du pied.

Tous ces points sont remarquables, car directement liés au réglage de notre posture!

Kirschwink a montré (1992) que des cristaux de magnétite ou magnétosomes sont décelables dans notre cerveau. Soumis à un champ magnétique faible, ils seraient capables d'enclencher des effets biologiques.

Le travail de détection sensitive se fait selon les dispositions de chacun, soit en ressenti direct, soit avec des méthodes d'amplification grâce à des antennes ou des baguettes tenues en «position d'équilibre limite».
Lorsque l'opérateur passe sur un point singulier reconnu par son organisme, son système neurovégétatif (qui gère toutes les fonctions corporelles inconscientes) réagit en actionnant toute une série de modifications métaboliques internes (fig. 14). Des informations spécifiques parviennent alors au système nerveux central, qui s'ajuste à son tour par des micro-signaux musculaires de compensation. C'est à ce moment précis que l'instrument se déséquilibre et permet de mettre en évidence la singularité, parfois de façon spectaculaire !

Quelle «machine», mieux que l'organisme humain lui-même, dans sa fantastique synthèse globale des multiples paramètres qui le relient à son environnement, est capable de dire si oui ou non les conditions locales lui conviennent ?

La réaction de stress:

Le processus simple qui vient d'être décrit correspond à ce que l'on peut nommer la «réaction de géostress». Celle-ci correspond à la «réponse-réflexe» de tout organisme vivant en bonne santé à une agression extérieure agissant sur le plan de l'énergie vitale.

Un marqueur remarquable de la singularité d'une zone consiste en l'impossibilité neurovégétative de s'y relaxer. Ce test peut être fait à divers moments et par diverses personnes, si possible habituées à pratiquer régulièrement les techniques de relachement corporel... Lorsque la relaxation profonde s'y avère inaccessible, on peut en déduire presque certainement que le lieu, par l'une ou plusieurs de ses composantes d'ambiance, est un stresseur. Toute personne qui y stationne développe, instinctivement, et ce tant qu'elle y séjourne, une réaction d'alerte physiologique quasi permanente.
Il est facile de comprendre que le séjour prolongé sur une telle zone amène à l'épuisement des ressources de l'organisme, et prépare à la maladie...
Et pourtant, combien de personnes, ignorantes de ces risques et sourdes aux signaux d'alarme que leur envoie leur corps (ou ne sachant pas les interpréter !), passent leurs nuits sur des lieux inadaptés au repos ?

La détection radiesthésique quant à elle n'est en fait qu'une *technique d'amplification*, fonctionnant un peu comme un bras de levier. A ce titre, on peut dire que la baguette est à l'opérateur ce que l'aiguille est à l'instrument.
Notons d'ailleurs que certaines personnes très sensibles et entraînées comme mon ami Gaston Oliger détectent l'eau souterraine à mains nues...
Le croirez-vous ? Nous sommes *tous* sensibles aux modifications des conditions associées à la vitalité d'un lieu.

Récemment, lors d'un séminaire d'initiation à la Biologie de l'Habitat, j'ai eu l'occasion de vérifier ce fait avec une netteté étonnante.
Sur un petit terrain que j'avais eu l'occasion d'analyser auparavant, j'ai demandé à la trentaine de personnes présentes de se mettre simplement chacune à l'endroit qui lui convenait le mieux. Eh bien, j'ai obtenu le négatif quasi parfait de la carte des zones singulières du lieu ! Quelle n'a pas été la surprise du groupe, pourtant composé exclusivement de personnes tout à fait ignorantes dans ce domaine, de constater à la vue de cette carte, qu'aucune d'entre elles ne s'était positionnée sur une zone suspecte... Rassurant, non ?

Encore faut-il *décider* de faire confiance à son corps... Ensuite, on peut aller plus loin et libérer ses fonctions intuitives: le système neurovégétatif peut en effet se faire le relais d'informations ne provenant pas uniquement du monde physique... Mais ceci est une autre histoire (1).

(1) Lire du même auteur: «Les étonnants pouvoirs de votre intuition».

LA RÉACTION NEUROVÉGÉTATIVE DU SOURCIER

Le fonctionnement du géostress - visualisation par la baguette

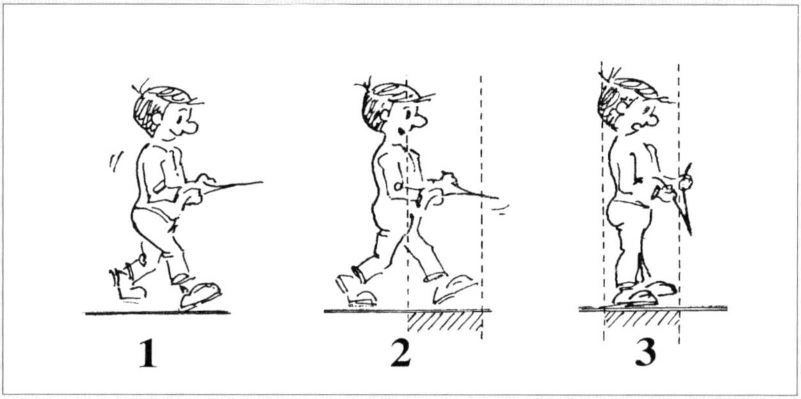

1. L'opérateur est en zone neutre: lors du déplacement, l'homéostasie corporelle est bonne. La chaîne vertébrale est équilibrée. La position en **tension limite** d'équilibre de la baguette peut être maintenue facilement.

2. Il entre en zone singulière: le système nerveux autonome (involontaire) capte une information anormale qui induit une réaction de **stress**. Les circuits-réflexes neurovégétatifs se mettent en alerte.

3. Le signal: le système neuromusculaire reçoit et traduit l'information par une **chute momentannée de sa cohérence** en vue d'une adaptation à de nouvelles conditions. La baguette ne peut plus être maintenue*.

Figure 14

* Les personnes de type «cerveau gauche hypertonique» peuvent opérer un shunt involontaire du stade 3. Dans ce cas, leur stratégie développe «malgré eux» un automatisme gérant l'équilibre de l'instrument grâce au système mental (lié à la volonté).
Les bras maintenant la baguette sont alors hors d'atteinte pour le signal issu du système autonome (involontaire). Quelques exercices simples d'écoute corporelle et d'ouverture du cerveau droit peuvent remédier à cette situation anormale actuellement très répandue!

A propos de notre antenne corporelle

En fait, notre colonne vertébrale se comporte comme l'axe fondamental de notre antenne biologique. Selon les travaux des Dr Schwenck et Maximini (1995), le récepteur formé par le canal rachidien et la moëlle épinière, flanqué de la double chaîne parasympathique, va littéralement soutenir la biodynamique réglant notre verticalité et d'une manière plus générale notre posture. Cette dernière, ainsi que d'ailleurs l'homéostasie générale des fonctions autonomes corporelles se traduisent également au niveau de la bouche.

Nous appuyant sur ces travaux prolongés par des recherches personnelles, nous pouvons montrer que le géostress peut induire de multiples dysfonctionnements. Au sommet de l'empilement de nos trente-deux vertèbres se situe la boîte cranienne qui présente une particularité importante: elle est le réceptacle de l'articulation de notre mâchoire (ATM). Ainsi, les mouvements et compensations relativement limités de chaque articulé vertébral se trouvent retranscrits et *amplifiés* par ce qu'on pourra appeler "l'effet fouet " dans cette articulation sommitale beaucoup plus libre. L'ATM, dotée d'une enveloppe de mouvements très large, est liée à tout un faisceau de nerfs crâniens et de muscles temporo-mandibulaires. Elle est ainsi capable, à travers ses mouvements ou ses «serrages», d'effectuer un nombre étonnant de compensations dont certaines ont aiguisé mon intérêt.

«La bouche est bien entendu l'endroit par lequel pénètrent nos aliments et ce que nous buvons. Mais c'est également le centre de l'oralité (parole, relations sociales) et une zone d'équilibrage à la fois de nos fonctions mécaniques et émotionnelles», disait le Dr Ohlmann lors de son communiqué scientifique à l'occasion du symposium TROPHIA organisé par le CIRDAV (1) à Niederbronn-les-Bains en mars 1995.
Etudiant depuis plusieurs années les relations entre le stress environnemental et les problèmes induits en bouche au-niveau de l'ATM et de la santé des dents de ses patients, le Dr Ohlmann en est venu tout naturellement à s'intéresser à la Biologie de l'Habitat.
Il a ainsi mis en évidence chez les personnes séjournant sur des zones singulières, de nombreuses malfonctions dentaires ou encore articulaires, facilement observables (claquements articulaires), ou plus complexes, relevées très précisément par axonométrie instrumentale. Il a également montré que le géostress peut être à l'origine de réactions neurovégétatives telles que le bruxisme (grincement des dents) ou l'hypertonicité des muscles masticateurs...
En période de sommeil, le corps, prisonnier du lit, trouve dans le jeu des

1. CIRDAV Centre International de Recherche et de Documentation sur l'Aliment Vivant (Strasbourg) mâchoires, toute une série de mouvements compensatoires. Ainsi, certaines personnes usent leurs dents jusqu'aux gencives, alors que d'autres serrent leurs mâchoires avec une telle force qu'elles cassent littéralement leur dentition (ou leurs appareils dentaires) durant la nuit...

Les observations que j'ai faites à maintes reprises montrent justement qu'en zone de repos inadaptée, la mâchoire inférieure des personnes concernées a tendance, lorsqu'elles sont allongées, à se *décaler involontairement* vers le côté et/ou vers l'avant. Inutile de préciser l'énorme pression, totalement anormale, subie dans ce cas par certaines parois dentaires quand le sujet effectue son «serrage». Quant aux vertèbres cervicales, elles subissent souvent les premiers contrecoups de tous ces désordres... qui peuvent finir par interférer sur l'ensemble du corps.

Le travail en équipe pluridisciplinaire auquel j'ai participé sur de nombreux cas, a montré que tous ces phénomènes s'arrêtent spontanément après le déplacement du lit ou du poste de travail sédentaire du patient, et la réduction des pollutions rayonnantes artificielles.
L'étude de notre «fil à plomb» corporel s'avère ici très intéressante à plusieurs titres. Son plan de face passe en effet par la partie arrière de l'articulation dentaire, connue par tous les praticiens de dentisterie holistique pour être en relation directe avec les réglages de notre posture ! Cet axe passe également par les courbures cervicales et lombaires, ainsi que par les trous iliaques (hanches) et se termine juste devant les proéminences latérales de nos chevilles.(fig.15) Je relève encore une fois que très logiquement, l'émergence latérale de ce plan, légèrement à l'avant et sous ces deux os saillants, correspond à un point d'acupression justement défini par le Dr Moskovakis lors d'une de ses interventions au Symposium Habitat et Santé de Strasbourg (1988) comme un «marqueur de stress géobiologique»! De nombreuses vérifications confirment que chez les personnes dont le corps a engrammé les effets d'un stationnement prolongé en zone inadaptée depuis des mois ou des années, la compression au doigt ou acupression de ce point «6 REIN» est insoutenable !

D'autres tests que nous avons effectués montrent que l'organisme en situation de géostress recherche un équilibre «par défaut». La personne se met alors en position antalgique (celle qui lui fait le moins mal). Là encore, la nature est d'une cohérence et d'une logique implacables: si le lieu n'apporte pas par ses composants propres la dynamique nécessaire (équilibre des fréquences utiles à l'organisme), c'est le corps lui-même qui, ne pouvant «fuir», va compenser. La réaction induite est assez spécifique: le mouvement correspond soit à un enroulement (on se recroqueville), soit à une spirale (on se vrille sur son axe). Ces phénomènes de crispation peuvent avoir des conséquences graves: désactivation de certains centres régulateurs de nos fonctions physiologiques, par compression anormale de l'espace épidural (Dr Schwenck) au sein même de notre colonne vertébrale.

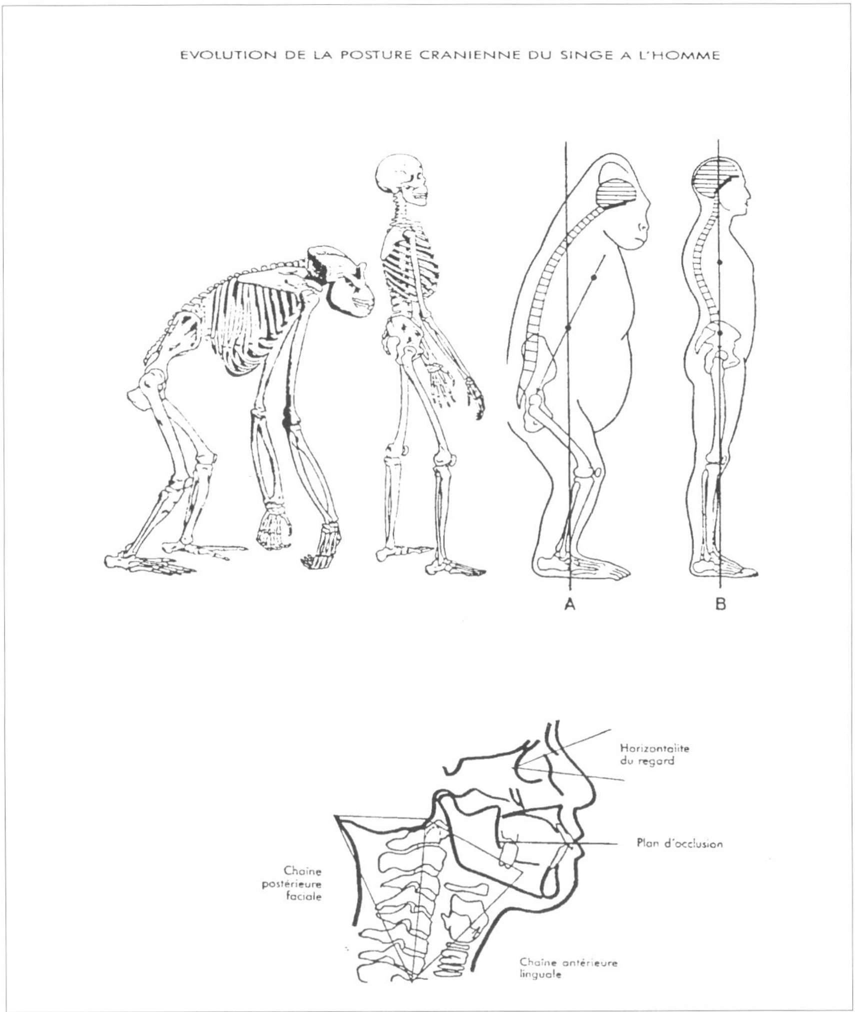

Figure 15 - Le "fil à plomb humain" passe par la face interne des courbures cervicales et lombaires, les trous iliaques, les genoux et l'avant des chevilles. (doc. Clauzade et Daraillans)

On imagine le cortège des innombrables pathologies que peut ainsi générer notre antenne biologique lorsqu'elle se dérègle trop longtemps...(fig 16).

Notons aussi qu'en période d'activité, les mouvements spécifiques peuvent ainsi devenir très malaisés et perdre grandement de leur précision. On peut penser que l'exploration de cette hypothèse en milieu professionnel permettra de mieux comprendre l'origine de certains accidents du travail, surtout lorsque ceux-ci se produisent en fin de journée...

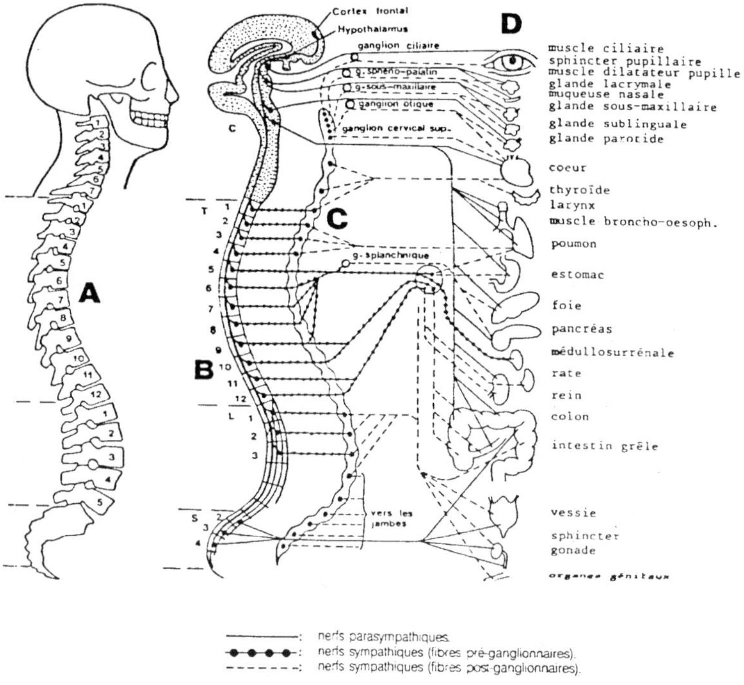

Figure 16 - la double chaîne neurovégétative située de part et d'autre de la colonne vertébrale dirige à la fois le fonctionnement involontaire de nos organes et les réglages automatiques de notre posture.(doc. Clauzade et Darraillans, d'après Roulier)

Essayez-vous au ressenti : testez avec des rade-masters.

Une technique simple d'approche de vos perceptions personnelles consiste à faire un test avec des antennes coudées aussi appelées «*rade-masters*».

Fabrication:
Coudez à 90° deux baguettes de laiton d'un diamètre de 4 mm selon les proportions suivantes: 15 cm/45 cm.

Utilisation pratique:
Tenez les baguettes RM par leur «poignée» verticale, une dans chaque main, sans trop serrer afin que leur rotation soit aisée. Les tiges longues parallèles sont disposées bien horizontalement face à vous, à une distance d'environ 25 cm l'une de l'autre. Vos bras forment eux-mêmes un angle droit au niveau des coudes, qu'il faut *décoller du corps* d'une bonne dizaine de centimètres, afin de faciliter la transmission du signal-réflexe.
Le mental doit être en état neutre, dans une sorte «d'attente sereine», que vous mettrez peut-être quelque temps à trouver, mais que vous reconnaîtrez intuitivement lorsqu'il sera atteint.
Marchez souplement, le corps droit, sans crispation, le regard effleurant calmement le bout des antennes (fig.17 et 18).
Lorsque votre organisme reconnaîtra une zone singulière activant votre

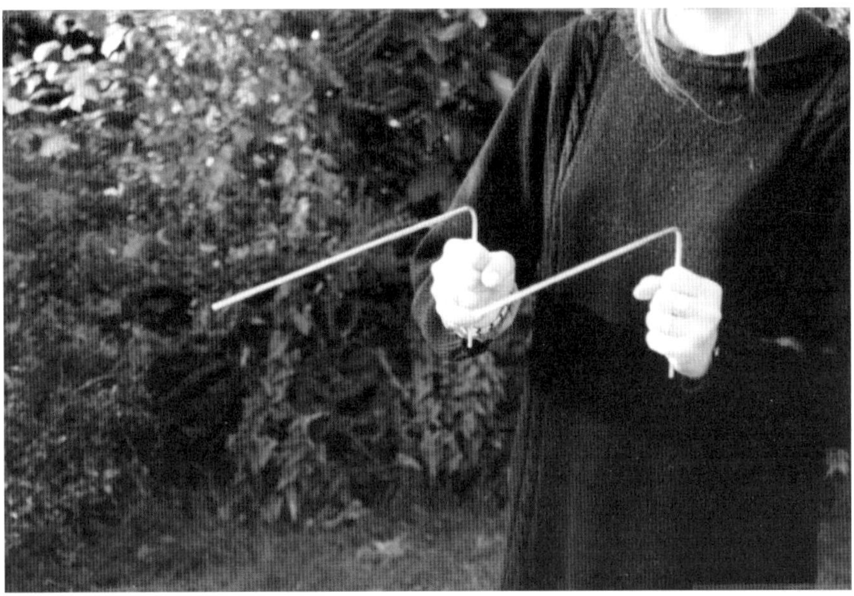

système neurovégétatif, les branches longues horizontales des baguettes RM *ne pourront momentanément plus être maintenues en position d'équilibre*, et auront tendance à se croiser (ou éventuellement à s'écarter).

Figures 17-18

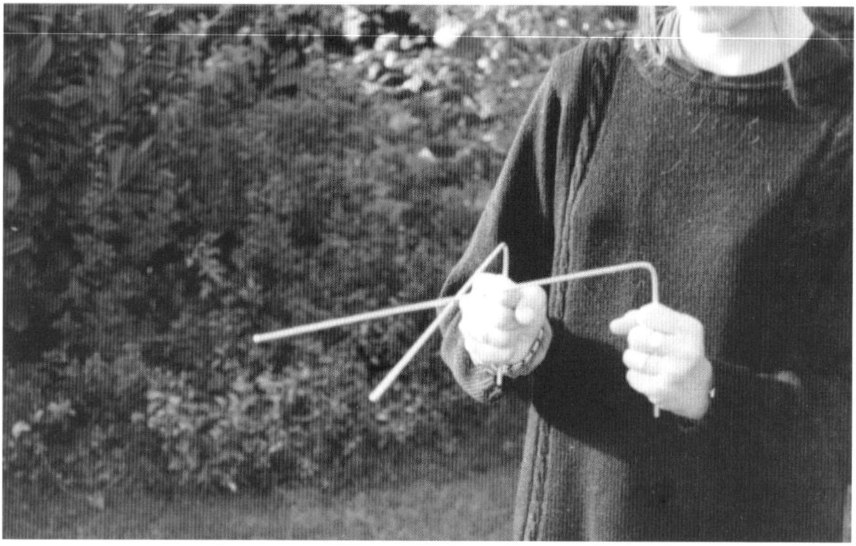

Observation importante:
Si vous souhaitez faire ce test, faites-le en site extérieur, en dehors de vos zones de vie habituelles. Les essais et tâtonnements du début s'accomodent mal des implications psychologiques que nous avons avec notre habitat privé ! J'ai connu trop de cas de gens qui, après des «détections personnelles» dont les fondements étaient mal assurés, se sont retrouvés totalement déboussolés, devenant «malades de leur maison»... sans aucune raison objective !

La correction de la qualité biologique de la construction se fera grâce à:
- la recherche d'une ambiance capable de fournir l'énergie vitale nécessaire à notre fonctionnement, et le choix judicieux des zones de stationnement prolongé
- le travail sur les formes, qui doivent être en harmonie avec les modèles à la base de la vie (douces, régulières, symétriques, rythmées)
- l'utilisation de matériaux issus de ces modèles (fibres naturelles) ou proches de ceux-ci, respectant les cycles naturels
- la participation active des plantes et d'autres êtres vivants dans le bâtiment, qui font bénéficier l'ambiance de leur propre vitalité.

DIAGNOSTICS

et

CONSEILS

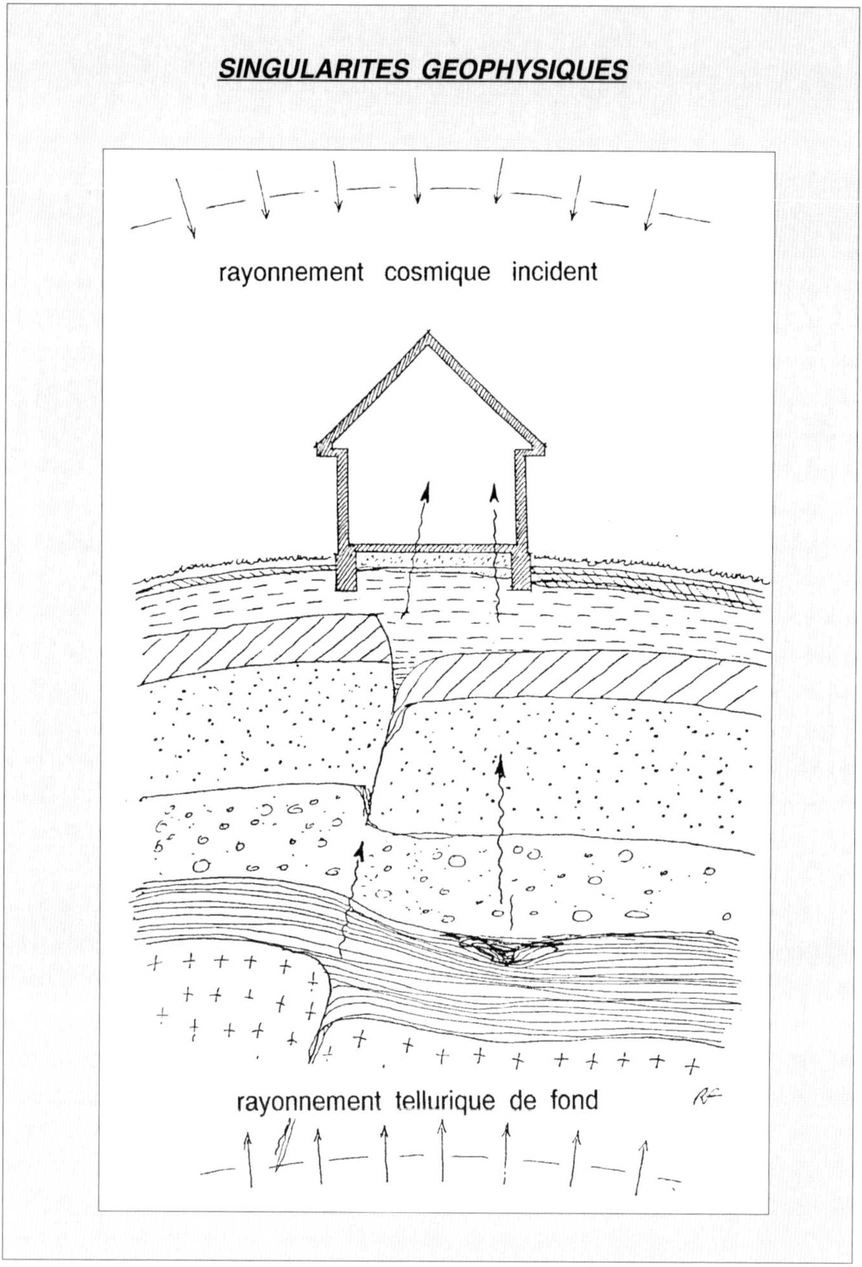

Figure 19 - Les discontinuités et hétérogénéités présentes dans l'épaisseur du filtre formé par la croûte terrestre peuvent générer en surface des zones précises et limitées au-dessus desquelles une réactivité biologique particulière peut souvent être mise en évidence.

LE TELLURISME DU LIEU

Lorsque l'on veut réaliser le diagnostic d'un bâtiment, il est évident, au vu des informations qui précèdent, que la première chose à faire consiste à étudier l'endroit sur lequel il est fondé !

Les hétérogénéités du sol profond

Le terme «tellurique» signifie «qui vient de la terre». Comme nous l'avons vu, notre croûte terrestre est irrégulière, et l'on pourra repérer par les diverses méthodes décrites plus haut les suspicions de discontinuités géologiques telles que (fig.19):
- courant d'eau souterrain
- poche d'eau
- courant phréatique (mobilité de nappe)
- faille, fracture de sol
- glissement de terrain, effondrement
- remblai naturel (zone détritique)
- poche de gaz
- filons rocheux et métallifères, etc...

Il est important de repérer avec précision les zones singulières, qui sont généralement très localisées. Elles peuvent prendre la forme de secteurs ponctuels, dont on définit alors clairement les limites. Pour ce qui est des *linéaments* (parcours linéaires particuliers), la «largeur de bande» biologiquement «stressante» est très importante à relever. Ceci permet ensuite de tracer sur le plan du bâtiment étudié l'ensemble des *zones préférentielles* sous forme de «bulles privilégiées».
Une analyse doit en effet avant tout être un acte positif, permettant aux occupants du lieu d'*améliorer leur qualité de vie*. J'ai pu constater à quel point les diagnostics alarmistes émis par certains «spécialistes» indélicats ont pu faire des dégats dans la fragile relation psychologique qu'entretiennent les occupants avec leur cadre bâti.

J'ai donc pris le parti d'insister sur ce qui *va bien*, ainsi que sur les *solutions concrètes* relatives à ce qui pourrait aller *mieux*.

L'idée de présenter ainsi les plans et le rapport que je remets à mes clients m'est venu à l'occasion de la mise au propre des tracés d'une analyse particulière, il y a de nombreuses années déjà. La maison était située dans une ancienne carrière, en contrefort du massif vosgien. Le sous-sol s'avérait très «mouvementé», et les réactions sensitives, confirmées par les mesures géophysiques (champ magnétique, radioactivité du sol), étaient assez nombreuses.
Lorsque j'eus terminé de marquer sur plan l'ensemble de ces particularités,

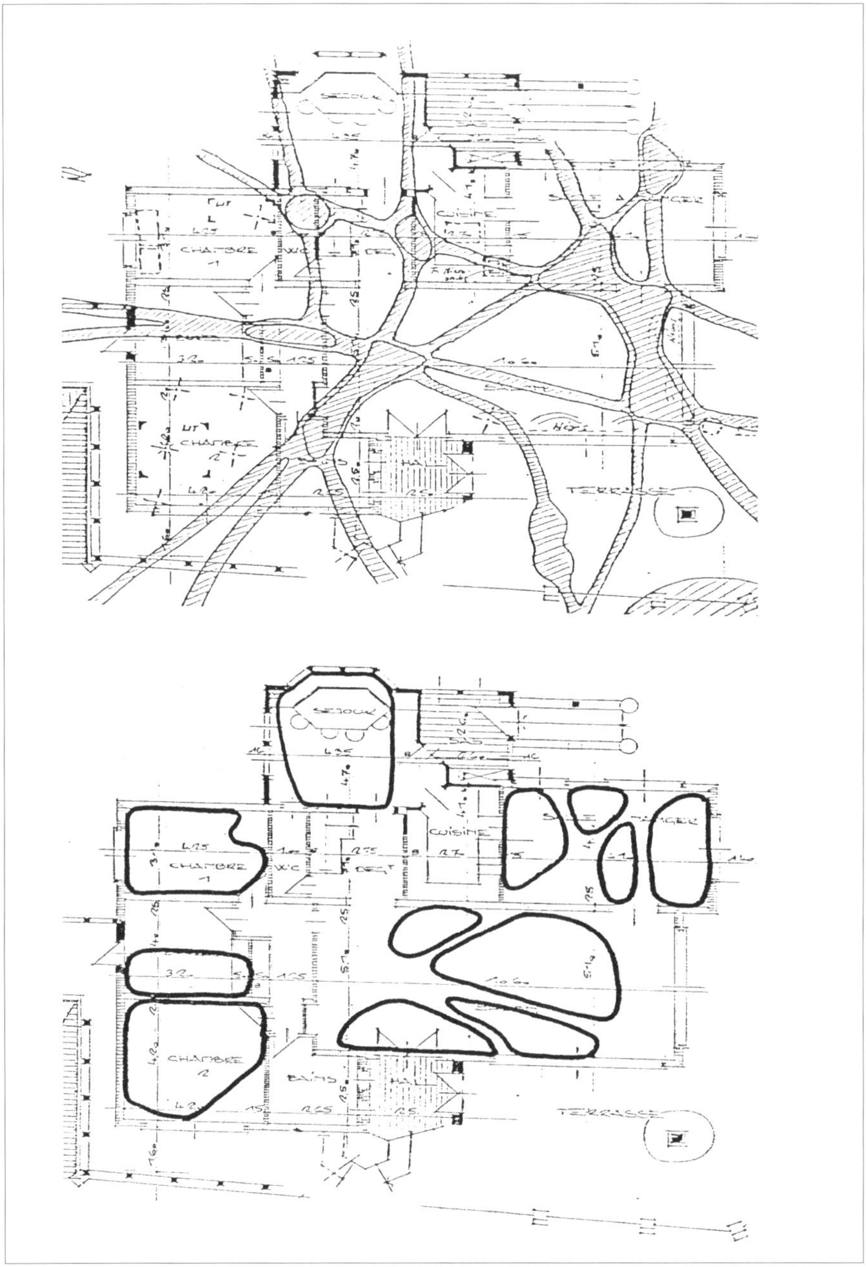

Figure 20 - Une vision positive du fonctionnement du lieu aide grandement les occupants à faire évoluer leur relation avec leur habitat. Quelle image préférez-vous ?

je fus impressionné par la «toile d'araignée» que celles-ci formaient. Imaginant la réaction de mes clients, je décidai de procéder différemment.
Je marquai bien sûr dans l'emprise du bâtiment (terrain d'assiette) les discontinuités et valeurs relevées. Puis, sur les plans des niveaux habités, je ne traçai que les zones intermédiaires, situées *entre* les singularités. Des sortes de «bulles» apparurent, que je décidai d'entourer au crayon fort. Quelle surprise lorsque je comparai les deux présentations ! L'une donnait envie de quitter la maison, l'autre, montrant les nombreuses et larges zones calmes, invitait à aménager, à redistribuer les espaces, à positiver, en somme ! (fig.20)
Ce fut pour moi une grande leçon: si l'on veut avancer et améliorer sa manière d'habiter, il faut avoir les moyens de s'ancrer sur les éléments favorables et équilibrés que le site propose !

Le malade guérit si bien quand il prend conscience de ses propres ressources...

Comment repérer les singularités ?

On relève généralement à l'aplomb de ces endroits:
- une impression de malaise plus ou moins prononcé selon la personne, dès que le stationnement se prolonge quelque peu
- une modification de la physiologie et en particulier du tonus musculaire des personnes (tests de kinésiologie) qui chute
- une réponse franche des instruments sensitifs (baguette, rade-master, antennes géodynamiques, etc...) au passage de l'opérateur entraîné
- en site naturel, une chute ou une augmentation brusque de la valeur du champ magnétique terrestre (au magnétomètre à protons ou au géomagnétomètre)
- une valeur différente de la radioactivité naturelle (scintillateur à gamma, ou tube Geiger et compteur à impulsions)
- des interférences dans certaines bandes de radiofréquences naturelles, etc...

Ces discontinuités géologiques peuvent par ailleurs créer des désordres parfois repérables dans l'habitat, notamment d'ordre physique: remontées d'humidité par pression osmotique au-dessus des mouvements d'eau, fissuration des ouvrages, tassements au droit des failles profondes. Mais attention à ne pas systématiser: toutes les fissures dans les murs ne sont pas à mettre au compte des fractures de sol !
Complémentairement, si certains points d'énergies-réseaux sont ressentis

comme perturbateurs, ceux-ci doivent être notés. Rappelons que ces éléments subtils de distribution d'énergie dans la biosphère apparaissent comme dynamiques. Par ailleurs, la qualité vitale du site semble chuter (ce qui est somme toute logique) avec la superposition de plusieurs facteurs: cumuls, croisements de linéaments naturels et pollutions artificielles (chimique, ionique, électrique, électromagnétique, etc...).

Contrairement à ce que que l'on dit souvent, les singularités d'ambiance qui se cumulent ne se contentent pas de s'additionner simplement, mais se conjuguent dans leur effet biologique, créant des conséquences multiplicatives parfois impressionnantes. C'est la raison pour laquelle le fait d'éliminer un ou deux facteurs d'une série suffit généralement pour induire des améliorations spectaculaires de la santé.

Je voudrais citer ici, choisi parmi des centaines d'autres tout aussi particuliers, le cas dramatique d'un couple dont la femme s'était éteinte d'un cancer du poumon. Quelque temps après ce décès, l'homme s'était remarié et avait pris la place de sa première épouse dans le lit conjugal. Peu après, il fit coup sur coup plusieurs alertes cardiaques, dont la dernière venait d'être grave. Secoué et très intrigué, il m'appela et, sans rien me dire de tous ces évènements, me demanda d'établir un diagnostic de son habitat.

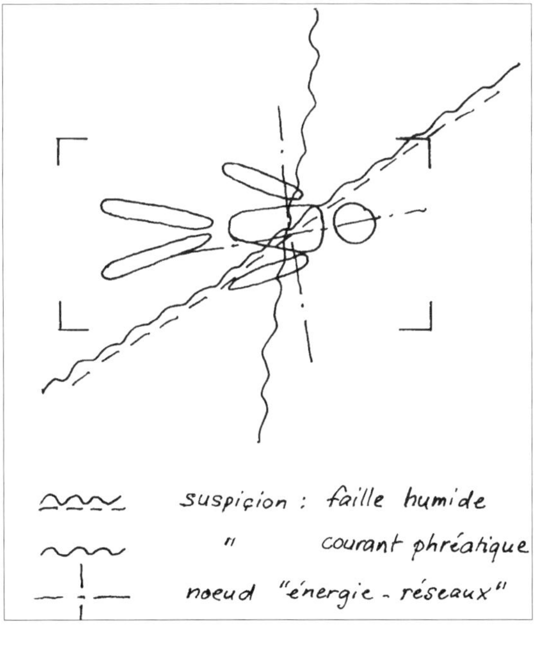

Quelle fut sa surprise lorsqu'il constata que tous les tracés des singularités repérées autour du bâti, puis à l'intérieur de celui-ci, convergeaient vers un point précis! Quand, après cinq heures d'analyse, j'en arrivai à la chambre à coucher, et que je désignai l'endroit (la zone de la poitrine de l'une des places du double lit), il se décida lui-même à me raconter, la gorge serrée, les ennuis de santé que lui-même et feue son épouse avaient subis...

Figure 21

EVALUEZ VOS LIEUX DE STATIONNEMENT

Sur le lieu de travail ou en zone de séjour:
- vous vous sentez mal à l'aise
- vous avez des difficultés de concentration au bout de quelques temps
- à partir d'une demi-heure (!) ou après seulement une à deux heures
- vous sentez qu'au fil du temps qui passe, vous perdez la coordination de vos mouvements spécialisés
- vous vous sentez crispé(e) et vous vous fatiguez anormalement vite
- vous avez des vertiges, des maux de tête (sensation d'étau)
- vous constatez que lorsque vous décidez de (ou qu'on vous oblige à) changer de place par rapport à vos habitudes, toutes ces impressions désagréables s'estompent ou disparaissent

A domicile, dans les zones de nuit:
- vous avez une réticence à aller vous coucher et «traînez» le plus longtemps possible avant de vous décider
- à peine êtes-vous allongé(e), votre coeur réagit par de désagréables arythmies, tachycardies et autres extrasystoles
- votre sommeil est agité, et quand vous en prenez conscience, vous vous rendez compte qu'aucune idée stressante ne vous préoccupe à ce moment-là, ce qui élimine le facteur psychologique
- vous avez des sueurs nocturnes ou à l'inverse, les mains et les pieds glacés, même lorsque la température de la pièce est normale
- certaines zones de votre corps se crispent et les muscles peuvent devenir très douloureux, sans aucun rapport avec une réelle surfatigue due au sport ou à un travail physique par exemple
- vous grincez des dents la nuit alors que vous ne le faites jamais dans la journée, sauf quand vous êtes stressé
- vous vous rendez compte que vous décalez involontairement votre mâchoire inférieure, et la maintenez crispée dans une position anormale
- vous adoptez une position «en vrille», épaules et bassin non parallèles, trouvant ainsi pour un moment une impression de mieux-être
- vous vous sentez mieux lorsque vos pieds sont croisés
- vous vous levez avec une fréquence anormale pour aller uriner
- vous vous réveillez le dos courbaturé, alors que votre literie est d'excellente qualité (voir plus loin: l'écologie de la chambre à coucher)
- vous vous sentez plus fatigué(e) au lever qu'au coucher, et ne récupérez votre tonus que quelques heures plus tard dans la journée
- vous constatez que lorsque vous dormez dans un autre lit ou ailleurs (dans une autre chambre, chez des amis, à l'hôtel,...), tous ces symptômes s'allègent ou n'existent plus!

Le simple déplacement du lit et l'élimination d'une pollution électrique permit à cet homme de reprendre une vie normale, sans plus être ennuyé par la moindre défaillance cardiaque (recul: huit ans).

Les appareils "neutraliseurs": la solution ?

J'ai récolté au fil de mes interventions une collection impressionnante de «dispositifs» de toutes sortes, sensés redonner au lieu une bonne salubrité... Très différents dans leurs concepts et leurs fabrications, ces neutralisateurs, déviateurs, absorbeurs et autres rééquilibreurs ont cependant quelque chose en commun: ils ont une grave tendance à déresponsabiliser leurs propriétaires et à entrer dans le détestable système de surassistance qui déconsidère l'Homme.

Il est entendu que des résultats étonnants ont pu être obtenus ici ou là, y compris par notre équipe de recherche. Des expériences de géopuncture (acupuncture terrestre par la pose de pierres ou de barres fichées dans le sol à des endroits et selon des protocoles très précis) se sont avérées complexes et délicates à maîtriser quant à leurs effets. D'autres expérimentations nous ont amenés vers des techniques intégrant des résonnants cristallins, des champs de formes harmoniques et des champs signifiants d'information. L'importance énorme de ces derniers en relation directe avec la psychologie des utilisateurs, nous a cependant incités à une très grande prudence. En effet, il apparaît clairement que si les occupants considèrent l'»appareil» ou la technique comme un système «miracle», ils sont alors en position de dépendance, ce qui est aux antipodes de notre vision de la relation habitat-habitant ! Par ailleurs, il se développe alors une *forme dangereuse de laxisme face aux différents facteurs de santé objectifs du cadre de vie.* On comprend à quel point tout cela peut être préjudiciable... Enfin, si l'état d'esprit des occupants est au pessimisme, la dégringolade risque d'être encore accentuée!

Il paraît périlleux d'agir dans des domaines subtils, au sein d'un habitat dont les facteurs physiques et psychologiques fondamentaux de bonne santé ne sont pas compris et réglés. Une bonne approche des lois élevées de la Nature induit une prise en compte de *tous* les agents concernés, en commençant par les aspects très concrets.
Combien de fois ai-je pu constater l'état gravissime des pollutions artificielles (champs électrostatiques, électriques, électromagnétiques, radiofréquences, air pollué mal renouvelé, etc...), parfois non détectées, souvent volontairement ignorées, dans des bâtiments équipés de «dispositifs de rééquilibrage» se révélant complètement inadaptés !

Je pense que l'équilibre est à rechercher d'abord dans l'*adéquation* entre les composantes du lieu et le programme de vie des occupants. Chacun peut agir de façon responsable, et *construire* une relation saine avec son environnement bâti. Ces pages ont été écrites dans ce but.

Comment gérer les particularités du lieu ?

L'ensemble des influences repérées doivent être soigneusement tracées à l'échelle sur les plans du local, et les lieux de séjour prolongé et de repos bien entendu aménagés dans les zones équilibrées, en particulier:
- les postes de travail manuel ou intellectuel
- les salles d'attente en site professionnel
- les zones de soins corporels ou psychologiques
- le coin lecture, le salon
- la salle à manger
- les coins repos, loisirs, lecture, vidéo, musique...
- les lits, etc...

On choisira également de bons endroits pour:
- les plantes vertes fragiles, les semences
- les denrées alimentaires, les médicaments

D'autre part, il sera utile, pour éliminer toute amplification des phénomènes dévitalisants, de ne pas disposer dans les zones singulières:
- les masses métalliques telles que voiture, chaudière, cuve, miroirs, etc ...
- les enroulements métalliques, rouleaux de fil de fer, spirales
- les appareils électriques: lampes, congélateur, four, réfrigérateur, machine à laver, chauffe-eau,...
- les émetteurs d'hyperfréquences (TV, radio, micro-ondes, écran ordinateur, radar de protection, HF, ...)
- les produits chimiques (traitements, peintures, solvants, etc...) dont les informations peuvent être véhiculées par les rayonnements telluriques, même à travers les dalles !

<u>A noter:</u>
Les éléments dont le but est de travailler sur le plan de l'énergie vitale tels que les huiles essentielles ou les médicaments homéopathiques par exemple, risquent, sur des zones singulières, de perdre une partie de leur efficacité.

De très bons résultats ont été obtenus en accompagnement thérapeutique par l'ingestion d'eau et d'aliments *originaires du lieu d'habitation lui-même...*

Avis aux amateurs de jardinage ou même, en appartement, de balconnières où l'on fait pousser quelques herbes aromatiques. Celles-ci, en assaisonnement de salades, en tisanes ou décoctions, etc... se transforment en véritables médicaments, améliorant notre géo-adaptation physiologique !

L'effet semble d'autant plus puissant que les plantes sont choisies pour leurs vertus face aux symptômes observés et qu'elles sont cultivées sur les *singularités* du lieu-même affectant le ou les occupants... Recherches à suivre dans un domaine qu'on pourrait appeler la «géophytothérapie»...

Les zones «négatives» sont utiles!

Contrairement à ce qui est trop souvent admis ou affirmé, il est, rappelons-le, essentiel de ne pas focaliser sur l'aspect «négatif» dans le sens «mauvais» que l'on a tendance à conférer à certains endroits. *Bien au contraire*, une vision globale s'impose, là encore.

Certains endroits très puissants appelés «Hauts-Lieux» ont été reconnus par l'Homme de longue date pour leurs qualités thérapeutiques et revitalisantes. Mais là aussi, c'est la dose qui fait le poison, et les exemples ne manquent pas de personnes ayant été victimes de malaises pour avoir abusé d'un point singulier réputé comme très «positif» en y stationnant trop longtemps.
Nous ne devrions donc pas parler de lieu «bénéfique» ou de lieu «nocif», mais essayer plutôt de décrypter le *fonctionnement* des énergies dans la zone considérée.

> *«Il est indispensable que le dragon se manifeste par les portes de sortie de son choix», disait Yufu, père de la géomancie chinoise.*

Expliquons-nous par une petite analogie.
Que penseriez-vous d'une personne qui, sous prétexte d'avoir du «bon»courant, voulait brancher ses ampoules uniquement sur le pôle (+) de la pile, en oubliant le (-)? Elle aurait la désagréable surprise de constater que ses lampes *ne fonctionnent pas !* Eh bien, dans le domaine de la vitalité (les Chinois l'ont compris depuis fort longtemps avec le YIN et le YANG), nous avons besoin d'une double polarité, et nos organismes se chargent au cours de leurs mouvements constants et rythmés dans la biosphère un peu comme une dynamo !

Je voudrais évoquer un autre aspect de ce sujet très important: nous avons vu que certaines zones singulières nous font réagir par un mécanisme de défense naturelle que nous avons appelé «géostress». Or, qu'est-ce que la vie elle-même, si ce n'est une série ininterrompue de réactions, de réglages, d'adaptations à des facteurs constamment changeants ?
Dans ces conditions, les singularités telluriques ne sont-elles pas autant de dynamiseurs, capables, lorsque nous y *passons*, de nous amener à recruter de l'énergie, par effet de réaction ?

Les signes biologiques du stress sont bien connus, particulièrement depuis les travaux du Dr Hans Selye aux USA. Ce chercheur en a étudié les aspects physiologiques: augmentation du rythme cardiaque et respiratoire, du tonus musculaire, des secrétions hormonales typiques de l'action. Il en a également décrit les trois phases principales: l'alerte; la réaction; la récupération.
Les deux premiers stades accompagnent de façon quasi- instantanée et automatique l'agent stresseur. Le troisième est lié à des conditions de récupération favorables à un rééquilibrage, c'est-à-dire à une certaine neutralité de l'ambiance permettant à notre organisme de retrouver ses marques.

Lorsque le stress est entretenu par des facteurs extérieurs, ou auto-entretenu par des aspects corporels ou psychologiques internes défaillants, sans possibilité de réel repos, nous risquons d'atteindre le stade de «stress dépassé»: la machine surchauffe.

Le Dr Kurt W.Donsbach donne à ce propos la description des effets de l'hypoglycémie avancée dûe à cet état:
- fatigue, maux de tête
- vision embrouillée, dédoublée
- allergies, convulsions
- vertiges, tremblements
- difficultés de concentration
- troubles de la mémoire
- dépression, instabilité émotionnelle
- confusion mentale, négativisme
- discours incohérent
- inquiétude, insomnies

Il est très intéressant de noter que ce sont là exactement les troubles le plus fréquemment rencontrés chez les personnes stationnant trop longuement, au travail ou à leur domicile, sur une zone par trop «spécifique». Je le répète, ces zones sont utiles, mais... elles ont un mode d'emploi !

LES DEUX FAÇONS DE RÉALISER L'ÉQUILIBRE GÉO-BIOLOGIQUE:

1. Goûter alternativement à chaque polarité en se déplaçant au-dessus de zones de qualités diverses. Cet aspect dynamisant convient parfaitement aux heures actives de la journée.

2. Profiter d'une zone intermédiaire équilibrée en y stationnant. Cet aspect statique est adapté au repos, à la «remise à niveau» de nos fonctions biologiques. Ce sont également ces endroits qu'il nous faudra choisir pour les postes de travail sédentaire.

Comment «intégrer» une singularité ?

Les zones singulières doivent participer à l'activité générale du lieu

Certaines plantes d'appartement s'y plaisent, profitez-en ! Ce sont les caoutchoucs (ficus), monsteras et autres dieffenbachias par exemple ! Rappelons que ces derniers cependant sont à placer hors de portée des enfants, leur sève étant toxique... Quoiqu'il en soit, faites vivre ces zones en leur confiant une *fonction*, si ce n'est que celle d'utiliser ses capacités dynamiques en y mettant un point de passage ou, autre solution plus neutre, un meuble de classement, un espace de rangement, un élément décoratif, etc... en matériaux naturels bien sûr !
Je me souviens d'un couple dont le fils était gravement malade. Suite au discours alarmiste d'un «sourcier» consulté, la chambre à coucher de l'enfant, qu'ils s'étaient empressés d'installer ailleurs, avait été littéralement abandonnée. Cette pièce, qui était devenue le symbole de leur malheur, ne servait plus qu'à stocker ce dont la famille ne voulait plus. Véritable «poubelle» à objets, elle devenait aussi une «boîte à idées noires». Honnie, bannie du fonctionnement général de l'habitation, cette chambre se comportait comme un véritable «entonnoir dévitalisant».
La relation occupants-cadre bâti se dégradait et s'étendait dangereusement, comme gangrénée par cet endroit détesté. Je dus user de beaucoup de persuasion pour les décider à tenter une expérience: accueillir de nouveau cette chambre comme une partie intégrante et fonctionnelle de la maison. Ils décidèrent d'y installer timidement un petit bureau, non à l'endroit initial du lit que je confirmais comme inadapté au stationnement prolongé, mais non loin de là, en zone «acceptable». Une superbe armoire en bois noble prit la place

qu'avait occupé le lit.
« Quel changement dans la maison, on se sent revivre!» me confiait quelques mois plus tard la maman, rayonnante, qui très rapidement, avec son mari, avait décidé de refaire la pièce. Peintures, tentures, tout y passa... Cette pièce venait de réintégrer une juste place, et le rendait à sa façon !

COMMENT LE DESEQUILIBRE OSCILLATOIRE AGIT-IL?

On est généralement bien averti des influences des facteurs physico-chimiques sur notre santé. Les perturbations des champs de rayonnement sont moins bien connues. Dans cette approche, on peut comparer nos cellules à un poste de radio préréglé.

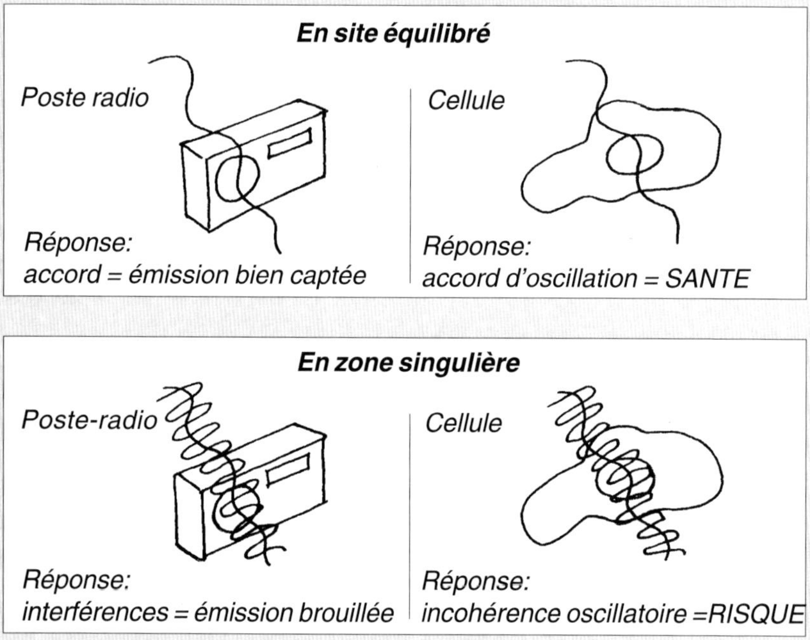

Les fréquences d'oscillation de nos cellules sont liées aux facteurs multi-millénaires de notre évolution au sein de la biosphère planétaire. Leurs capacités d'adaptation sont limitées !

Figure 22

L'ENVELOPPE DU BATIMENT

Véritables interfaces entre le milieu extérieur et les occupants, les parois, sols et toitures ...
...jouent un rôle fondamental dans la préservation ou l'aliénation (!) du cycle du feu, c'est-à-dire des rayonnements biologiques naturels dans nos constructions (fig.22).

Les murs et dalles

Les ossatures en béton armé, devenues un standard dans la construction, s'avèrent plutôt déstabilisantes pour la qualité de vie, en raison de divers problèmes, dont nous citerons:
- l'effet cage de Faraday
- l'effet antenne de radiofréquences
- l'accumulation des charges électriques artificielles
- la dénaturation des biofréquences de la bande 3 000 Mhz.

Ce dernier point a été particulièrement développé en laboratoire sur des simulateurs par KE. Lotz en Allemagne. Un aspect important de ses recherches montre l'effet cumulatif des dalles pleines en béton armé, qui d'étage en étage modifient la fréquence des micro-ondes telluriques. Les fréquences favorables autour de 3 Ghz diminuent fortement en intensité relative, au bénéfice des rayonnements de la bande 35 Ghz, antibiologiques, qui se trouvent grandement augmentés.

Les ossatures en bois et composites en fibres de bois, les parois et dalles de torchis, les éléments en terre cuite se comportent à ce titre beaucoup mieux.

Il est intéressant de noter que le simple fait d'habiller une dalle ou un mur de béton avec du bois et/ou des fibres végétales amène une réponse biologique améliorée.
Par ailleurs, il est très souvent possible de «découvrir» à l'un ou l'autre endroit les armatures de la structure pour les mettre à la terre.

Les mêmes effets sont à attendre concernant les ondes d'origine cosmique.

Que vaut le chapeau de votre maison?

Selon les travaux de R Endrös, K.E. Lotz, Bielenberg, certaines couvertures de bâtiments peuvent se comporter comme des filtres très opaques aux biofréquences. Les intensités de rayonnement résultantes dans cette bande sont parfois réduites dans le bâti à des valeurs très basses.

A titre d'exemple, il n'en reste plus qu'autour de 10% sous les toitures-terrasses en béton bitumé, 20 à 25% sous la tôle d'aluminium, les fibrociments et tuiles en béton, 30% sous les panneaux de béton cellulaire.

Bien que posant d'autres problèmes pour leurs effets conducteurs ou réfléchissants, les revêtements en tôle d'acier, de zinc ou de cuivre sont très perméables au spectre des 3 Ghz, laissant pénétrer ce dernier à plus de 80%.

Les solutions préférentielles sont la terre cuite (plus de 80%) ou mieux encore, les bardeaux de bois, le vétiver, le chaume, perméables à près de 100%.

Les solutions

Le mieux, bien sûr, si la toiture est inadaptée, consiste à la changer ! Ces travaux, lourds de conséquences logistiques et financières, apportent dans certains cas une telle amélioration qu'ils sont amplement justifiés...

Curieusement et heureusement, les composantes multiples formées par les toitures isolées et habillées de l'intérieur se comportent parfois mieux qu'on aurait pu l'imaginer à priori. Certaines matières semblent agir par effet de «pompage» dans les bandes de fréquences situées entre 2 et 6 Ghz.

Ainsi, une double couche de laine de bois (GUTEX, PAVATHERM,,THERMISOREL ...) disposée en isolant sous une toiture de fausses ardoises de fibrociment par exemple, semble améliorer le passage des biofréquences par rapport à la toiture non isolée. Ce cas étonnant se confirme avec la plupart des isolants d'origine végétale (voir chapitre «REAMENAGER» plus loin).

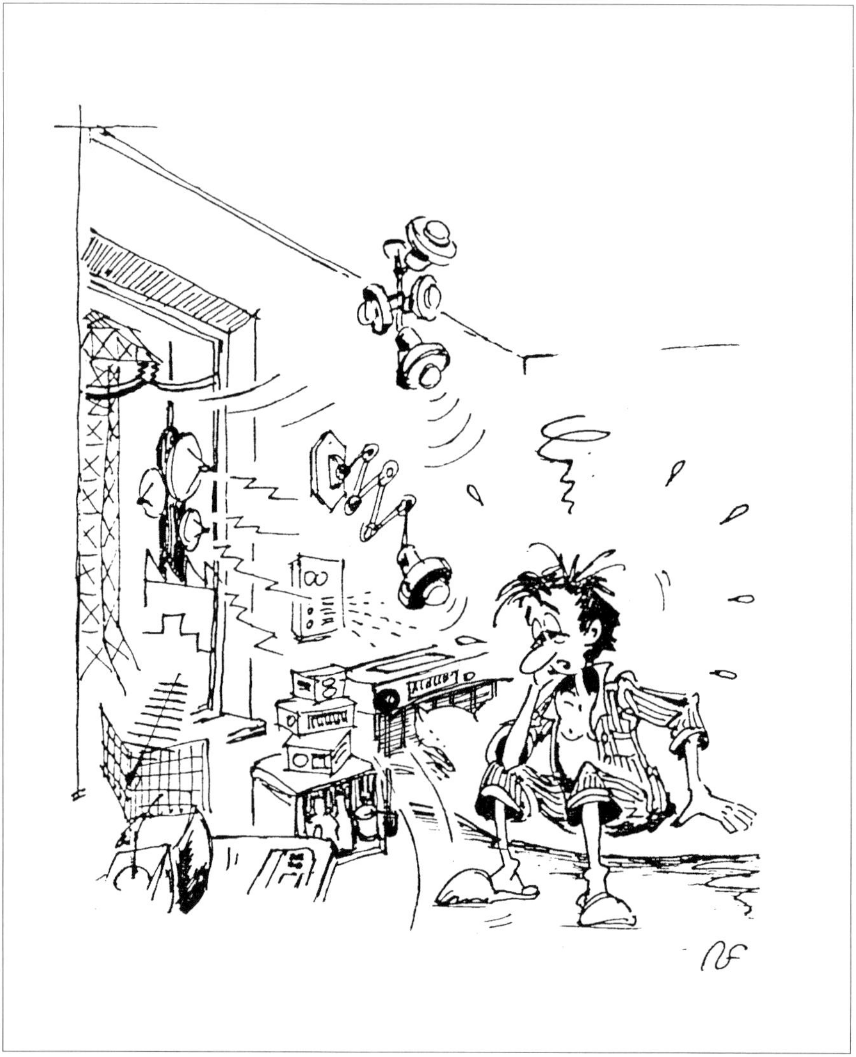

Figure 23 - L'aménagement intérieur peut participer activement à la pollution électrique et électromagnétique ambiante !

ELECTRICITE: le revers de la médaille...

Personne ne se passerait plus, dans notre monde industrialisé, de la «fée électricité».

Au début de son règne, notre courant électrique était continu. Très vite, pour des raisons liées à la fois à la production et à la distribution, c'est vers le courant alternatif que se sont dirigés les choix technologiques.

Le courant alternatif, et tout particulièrement la fréquence 50Hz/60Hz choisie pour la distribution domestique et industrielle, se révèle, comme nous allons le voir, un facteur d'agression pour notre organisme, qui ne «reconnaît» pas ces champs comme biologiquement compatibles, et développe des réponses caractéristiques de stress.

Les courants alternatifs

Contrairement au courant continu où le flux d'électrons est régulier et va toujours dans le même sens, en courant alternatif les électrons vont alterner dans le fil à une fréquence régulière qui est de 50 Hz en Europe, c'est-à-dire 50 oscillations par seconde, et de 60 Hz aux Etats Unis. Un fil électrique simplement sous tension (sans passage de courant, c'est-à-dire non utilisé) émet autour de lui un champ électrique (effet capacitif). Lorsque les caractéristiques du courant proviennent d'une source alternative, ce qui est le cas le plus fréquent dans nos bâtiments, ce champ est lui-même alternatif.

Quand il y a demande, c'est-à-dire circulation du courant électrique alternatif, le fil se comportera comme un dipôle émissif, induisant dans son environnement un champ d'ondes électromagnétiques de même fréquence que le courant d'origine.

De nombreuses études menées à ce sujet indiquent que, bien que généralement non ressenties objectivement, ces perturbations de l'ambiance se montrent insidieuses pour notre santé et méritent toute notre attention.

Les champs électriques et magnétiques font partie de ces pollutions non détectables par nos sens, et controversées quant à leurs effets sur notre organisme. Curieusement, les défenseurs des thèses niant toute influence sont généralement proches ou partie prenante des sociétés de production, de distribution ou d'installations liées à cette énergie... Pourtant, des milliers de constats faits par des professionnels de la santé et des spécialistes de l'environnement, militent en faveur d'une grande prudence...

Quelles sont les influences suspectées ?

Les équipes indépendantes de recherche, rassemblant médecins, biologistes, biophysiciens, sont de plus en plus nombreuses à s'intéresser à ce phénomène... et tendent à confirmer le danger.

Il n'est que de prendre conscience des interactions électriques naturelles au sein même de chacune des cellules du corps humain pour qu'une hypothèse s'impose d'elle-même: lorsque nous baignons dans des champs électriques et magnétiques artificiels alternatifs, nous «obligeons» nos cellules à s'adapter à un environnement nouveau et changeant... Ainsi pour le 50 Hz, les oscillations imposent des alternances équivalentes à *100 modifications de l'ambiance électromagnétique par seconde.*

Or, les flux électriques et magnétiques naturels dans nos tissus internes se sont adaptés à des champs terrestres relativement faibles en valeur, à la surface du sol. Par ailleurs, le champ électrique naturel bien que variable est de caractère *statique* (130 V/m en moyenne) et le champ magnétique (actuellement environ 1/2 gauss) est relativement *stable* à l'échelle humaine, puisque sa période d'alternance, selon les géologues, est de plusieurs centaines de milliers d'années!

Nous sommes bien entendu «équipés» de systèmes biologiques de neutralisation des effets dûs aux changements des gradients propres à la vie de notre planète et de la biosphère. Cependant, cette adaptation corporelle a ses limites: elles consomme de l'énergie. Forcer la dose des changements induira donc *automatiquement* une dépense anormale d'énergie, fatiguant notre organisme qui se protègera moins bien des agressions dont il fait l'objet par ailleurs. Ce simple raisonnement devrait être suffisant pour inciter les décideurs à s'intéresser très vivement à ce problème fondamental de la santé publique !

Quelles sont les sources de nuisances électriques?

D'une manière générale, tous les circuits et appareils dans lesquels circulent des courants alternatifs sont susceptibles de polluer l'ambiance où ils se situent.
Précisons ici quelques points importants permettant de mieux comprendre ce qui se passe.

Le champ magnétique:

Les champs magnétiques mesurables à proximité des lignes à haute tension peuvent varier en fonction des heures de la journée et de la demande liée aux industries, périodes de cuisson domestique, temps froid en hiver, ...

Plus l'intensité du courant (ampérage) augmente, plus la pollution magnétique sera forte et étendue.

De même, on mesurera des augmentations de plus de 10 fois la valeur moyenne à quelques mètres des lignes au moment du passage du tramway ou du train en ville. Quant au TGV, la voracité des motrices génère lors du passage des rames des niveaux de champs impressionnants, de l'ordre de 20 mG à 30 mètres de l'axe de la voie...

Notons que de tout petits transformateurs de courant présents dans nos locaux, peuvent ainsi, par l'intensité du courant circulant dans les bobinages, générer des champs magnétiques très importants (transfo de lampe hallogène, ballast de tube fluo, sonnette électrique, relais, tableau électrique avec comptage, etc...).

Le champ magnétique traverse pratiquement toutes les matières sans se déformer. On peut donc difficilement s'en protéger.
Par contre, lorsque le courant ne circule pas, le champ magnétique est nul.

Le champ électrique:

Le champ électrique, lié au voltage, reste présent en permanence autour de tous les conducteurs sous tension.
Ce principe explique comment un appareil *simplement branché* mais non utilisé, peut être «électriquement polluant» (ordinateur, calculatrice, lampe de bureau, machines à l'atelier, robots ménagers à la cuisine, lampe de chevêt, radio-réveil à la tête du lit !).

L'étendue du champ électrique est fonction de la nature des matières en présence, qui peuvent très facilement le déformer.

Ainsi, une ossature en bois (charpente, cloisons sèches, solivage) peut transmettre sur des distances étonnantes des champs liés à une source ponctuelle. Le bois est un assez bon isolant face aux *charges* électriques... mais il en conduit les champs !

<u>La mise à la terre</u>:
Un écran conducteur relié à la terre peut amener une protection très efficace.

Il permet d'évacuer vers le sol les charges responsables des champs électriques polluants (voir plus loin: la prise de terre).

Des risques bien réels !

Les études effectuées par le Professeur Roger Santini de l'INSA de Lyon en Juin 91, montrent qu'en présence de champs très basse fréquence (aussi appelés ELF - Extremely Low Frequency), une modification nette des flux d'ions calciques est mise en évidence, intervenant sur la contraction musculaire et en particulier cardiaque, la division cellulaire et les phénomènes de fécondation. Par ailleurs, une influence sur la glande pinéale a été constatée, donnant naissance à des modifications d'humeur, des risques d'insomnie et de dépression chronique. Une diminution de la cytotoxicité des lymphocites T amène également très souvent à une chute de l'efficacité des défenses immunitaires.

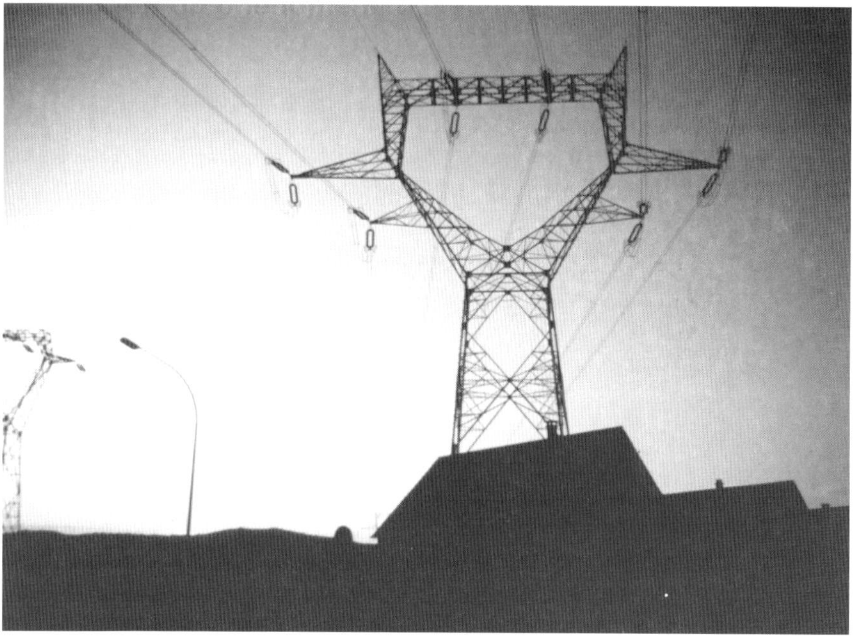

Figure 24 - Des couloirs de nuisances interdits à la construction devraient être sérieusement envisagés. Pour une ligne 400 000 volts telle que ci-dessus, une bande de l'ordre du kilomètre serait souhaitable...

Un certain nombre d'études épidémiologiques ont été faites sur les champs ELF, en particulier aux USA, où l'EPA (l'agence de protection de l'environnement) a réalisé en 1990 un gros travail sur l'évaluation du pouvoir cancérigène des champs électromagnétiques: cette étude épidémiologique en site domestique s'est faite principalement sur les enfants et a montré des risques nettement augmentés de leucémie, de lymphome ou de tumeur du cerveau. Une concordance nette des réponses biologiques a été démontrée par une deuxième étude en site professionnel sur des adultes. La conclusion de ce pré-rapport confidentiel demande le classement des lignes très haute tension en tableau B1, c'est-à-dire au même titre que les facteurs cancérigènes tels que le PCB, le formaldéhyde, le DDT, etc... Le rapport officiel, paru en Février 91, réduit à une brochure de quelques pages, se retrouve sans conclusion. Un réel scandale, rendu public par la revue «Nature» aux USA, révèle que le directeur de l'EPA (sous quelles monstrueuses pressions ?) a pris la décision «personnelle» de retirer la demande en classement B1.

En Suède, dans la même année, plusieurs équipes de l'Institut Carolinska, des départements de médecine du travail et de pathologies environnementales, ont publié une étude sur environ 450 000 enfants et adultes exposés aux champs très basse fréquence le long de lignes électriques à haute tension. Chez les enfants, les témoins ont été considérés comme ayant un risque de leucémie et cancer du cerveau de valeur 1. Lorsqu'ils étaient exposés à des champs de 2 milligauss, leurs risques montaient à 3. Lorsqu'ils ont été exposés à des champs de 3 mG, leur risque a été de 4. Il y a donc très nettement une progression de «dose à effet». Ceci confirme les études antérieures établies aux USA et considérées à l'époque comme «non fiables». Elles avaient pourtant conclu à des taux identiques.

EdF, Ontario Hydro et HydroQuébec ont réalisé entre 1970 et 1990 une étude sur plus de 222 000 salariés de leurs propres compagnies d'électricité. Le rapport de cette analyse franco-canadienne très attendue montre un risque accru dépassant le facteur 2 concernant les leucémies aiguës non lymphoïdes et le facteur 3 pour les leucémies myéloïdes aiguës chez les employés ayant reçu une dose au-dessus de la moyenne subie par l'ensemble des salariés (3,1 microT par année). Malgré ces résultats, la conclusion du rapport est étonnamment rassurante.

A l'université de médecine de Californie du sud, une étude a été faite sur 511 professionnels électriciens, en particulier au niveau des cancers cérébraux (astrocytômes) et des leucémies lymphoïdes chroniques: une exposition de huit heures par jour a montré une nette augmentation des risques. On peut se poser la question sur l'exposition subie par les particuliers vivant sous des lignes à haute tension et très haute tension, près des transformateurs et caténaires de chemin de fer, etc... (fig.24)

On pourrait citer encore les multiples études effectuées sur les animaux, dans les élevages, montrant tout particulièrement l'action sur la glande pituitaire, avec une chute de la secrétion de mélatonine. Cette chute induit une action sur le système reproducteur, une baisse de la régularité de la chronobiologie et une déficience du système immunitaire.

Ces travaux semblent donner raison au nombre grandissant d'éleveurs, particulièrement en Belgique, ayant déposé plainte contre les sociétés de distribution électrique...

Quelles sont les limites d'exposition ?

De nombreux travaux complémentaires effectués sur les influences des champs électriques et magnétiques induits pas les très basses fréquences montrent que l'organisme réagit nettement dans certaines plages de valeurs très faibles et moins dans d'autres pourtant plus élevées. Ce phénomène étonnant, non linéaire, a été appelé par les scientifiques «effet fenêtre». Il explique la sensibilité biologique à certaines très faibles doses de rayonnement... Les seuils couramment admis en Biologie de l'Habitat en France, en Belgique et en Allemagne sont de ce fait relativement bas.

Les valeurs de référence utilisées dans la pratique courante en analyse biotique ont été confirmées dans un article paru dans la revue «Thérapeutiques naturelles» N° 96 de Janvier 92 par les professeurs Le Ruz, Mercier, Gaulin, Rocher, qui disent en conclusion: « Nos connaissances actuelles peuvent nous permettre d'émettre deux normes au-dessus desquelles les effets biologiques peuvent apparaître à plus ou moins long terme:
- champs électriques inférieurs à 30 volts par mètre**,
- champs magnétiques inférieurs à 50 nanoteslas *(sic) = 0,5 milligauss (mG).*

** en 1999, les recommandations suédoises sont de 5 volts par mètre en zone de repos (et 2 mG)*

Alors, ... quelles solutions ?

Il est bien entendu qu'au-delà de ces seuils de pollution ELF, on ne va pas *systématiquement* développer des pathologies.

Les pollutions de quartier

Le cumul des facteurs et la sensibilité personnelle de chaque individu vont bien sûr jouer là encore un rôle essentiel. J'ai vu souvent, dans les familles soumises à un environnement pollué, un seul individu développer des maladies liées à ces champs électriques et magnétiques. Ces réactions peuvent être mises en évidence par des tests de réactivité biologique. Or très souvent, même quand on dépasse 100 ou 200 nanoteslas (1 ou 2 milligauss), la réduction des autres facteurs de stress a pu diminuer nettement les problèmes développés par la personne concernée.

Dans la pratique, nous l'avons vu, on arrive assez bien à éliminer le champ électrique: un écran conducteur relié à une bonne prise de terre protège généralement bien. Pour les cas lourds de maisons situées sous ligne HT, on peut découvrir le toit, et tendre un grillage de cuivre maille 5 X 5 cm relié au potentiel du sol... En ce qui concerne le champ magnétique, c'est beaucoup plus difficile! Des solutions se dessinent cependant. En Suède, où l'on est en avance dans ce domaine, une réduction de 90% du champ magnétique a été obtenue sur des lignes à haute tension composées d'un agencement torsadé des fils en cinq brins au lieu de deux. Cette disposition crée une annulation mutuelle des champs induits ! (Science et Vie, mars 1995). En attendant que de telles techniques se généralisent, la seule solution, si on ne peut influer sur la source, reste alors l'amélioration générale des conditions de vie, passant par:
- l'augmentation du seuil de résistance personnelle aux agressions, par la gestion des paramètres de vie dont nous avons déjà parlé, tels que la façon de s'alimenter, de se vêtir, d'équilibrer son emploi de temps, d'entretenir son corps, la gestion psychologique liée au travail et au stress de la vie personnelle et sa manière de penser et de voir le côté positif des choses
- l'élimination de tous les autres facteurs sur lesquels une action est possible dans l'environnement bâti.

Les installations électriques intérieures:

La distribution et les installations électriques *dans l'habitat lui-même* sont d'une importance capitale ! Je suis intervenu à ce sujet dans des centaines de cas, aussi banals les uns que les autres. Les résultats d'une dépollution électrique de l'ambiance se sont invariablement avérés remarquables !

Je ne citererai sur ce point qu'un exemple: celui, très édifiant, de Madame A: cauchemars, nuits agitées, maux de tête au réveil, vertiges en matinée étaient son lot quotidien. L'ensemble évoluait vers une fatigue chronique dûe à l'accumulation du manque de repos réparateur. Les diverses thérapies médicamenteuses, totalement inefficaces, donnaient à Madame A. l'impression que les choses empiraient plutôt...

Il était temps d'intervenir. Un seul facteur fut modifié: je demandai à ce qu'on déplace de deux mètres la chaîne HIFI située dans le salon, *juste de l'autre côté de la cloison contre laquelle était adossée la tête du lit*! Les résultats ? Un sommeil retrouvé et la pleine forme au réveil dès les premiers jours qui suivirent le changement. Aucune récidive depuis des années...

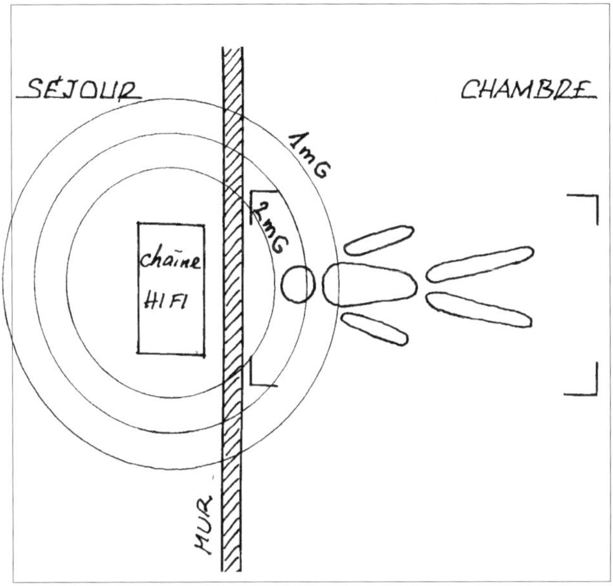

Figure 25

En fait, le tableau électrique, les fils de distribution, les appareils électroménagers sont autant de sources de pollution EM (fig.26).

Chacun peut donc agir chez soi pour réduire les effets des ELF sur sa qualité de vie.

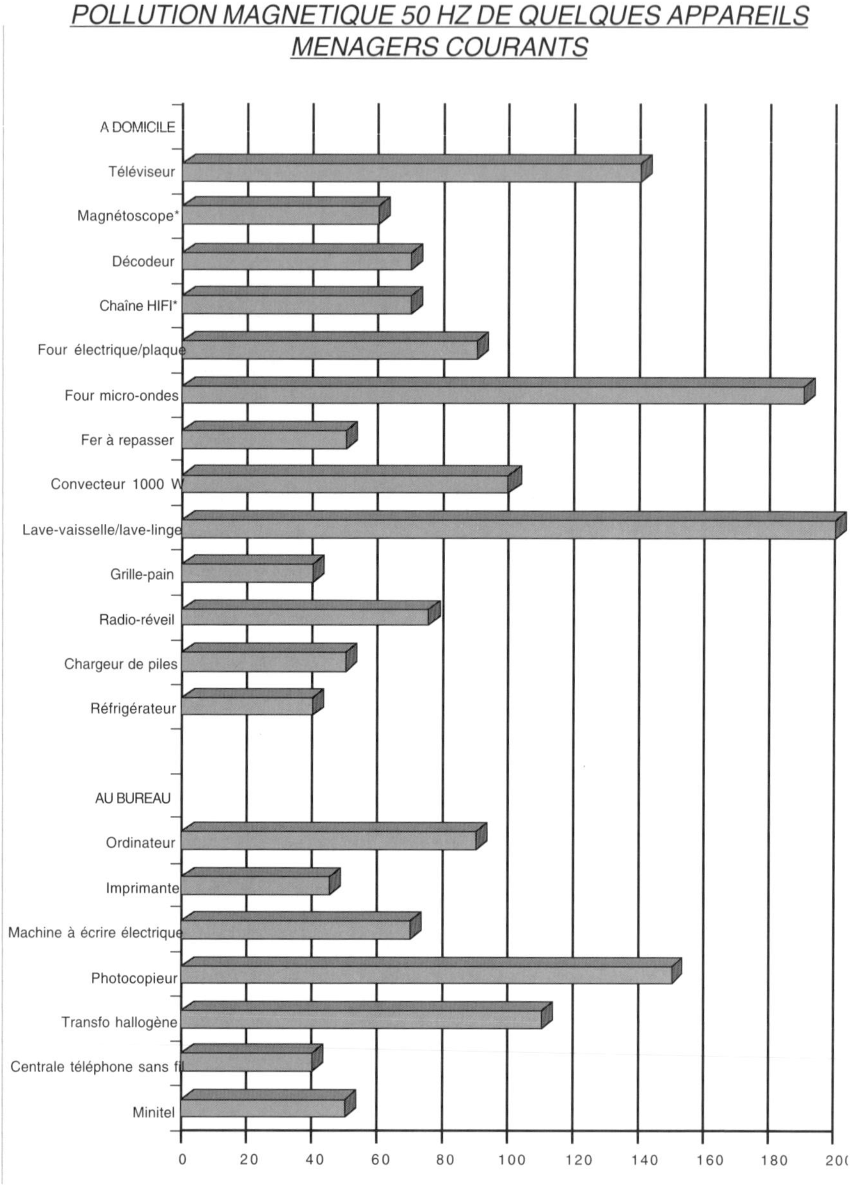

Figure 26 - Ce tableau indique des distances moyennes d'influence (en cm) pour une pollution magnétique dépassant 0,5 mG, l'orientation de la bobine de mesure étant choisie selon l'axe le plus polluant. Mesures effectuées par l'auteur.

LES PRINCIPES DE DISTRIBUTION «ANTIPOLLUTION ÉLECTRIQUE»:

Les aménagements et transformations éventuels se feront en fonction des conseils suivants:
- préférer toujours l'encastrement des lignes de distribution dans les murs extérieurs, ou les refends d'autant plus si ceux-ci sont en maçonnerie
- utiliser le principe de mise en place en épis: un «chemin» principal dans les dégagements, et des alimentations latérales courtes
- en charpente et solivage bois, utiliser de préférence des câbles blindés, dont l'armature est raccordée à la terre. En effet, les ossatures en bois, bien qu'elles ne transmettent pas les charges, conduisent les champs électriques
- soigner la distribution pour éviter de passer sous les zones de couchage et de stationnement
- insérer un câble de terre dans toutes les gaines (draine les déperditions vers le sol)
- mettre en place en complément, si possible, au tableau général, des relais interrupteurs automatiques de champ sur les circuits des chambres à coucher, en particulier sur les prises et appareils situés à la tête du lit - Figure 27
- éviter si possible les passages de gaines apparentes en plinthes. Sinon, utiliser du câble ou du fil blindé dont le gainage métallique est relié à la terre
- un système domotisé avec commandes radio peut également réduire de façon intéressante le nombre de conducteurs sous tension.
- voir aussi plus loin: le poste de travail/ l'écologie de la chambre à coucher

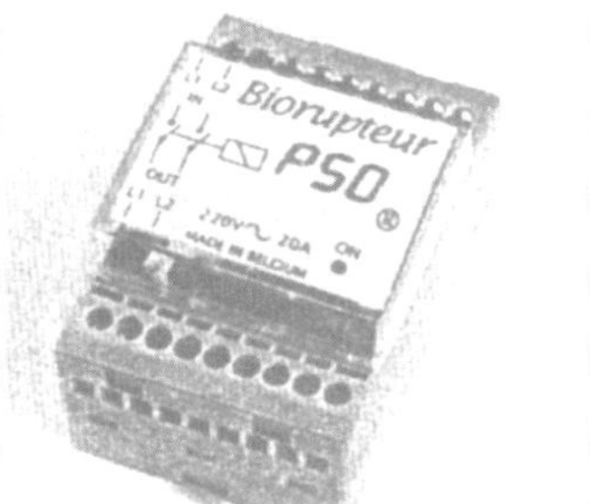

Doc. PSO (Belgique)

La prise de terre: une protection efficace

La fonction habituelle de la prise de terre est de protéger l'habitant contre les risques d'électrocution. Pour un différentiel taré à 30 mA, la valeur maximale autorisée par les organismes de contrôle est actuellement de 100 ohms.

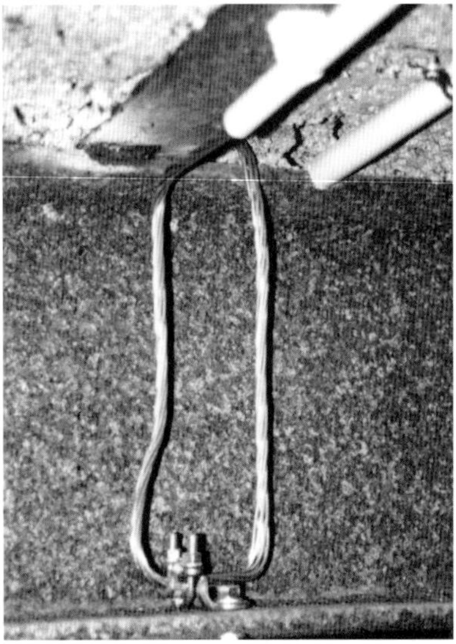

1

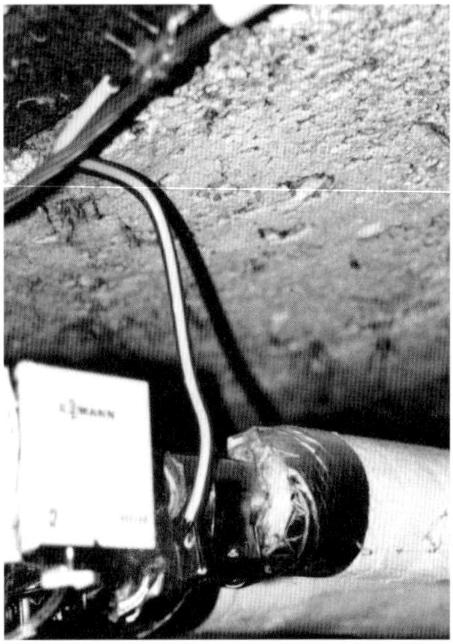

2

Photos de l'auteur

Réalisations: Michel WEYHAUPT
Francis MICHEL
bioélectriciens

1 - liaison d'une poutrelle métallique
2 - liaison des circuits hydrauliques
3 - barrette de coupure générale

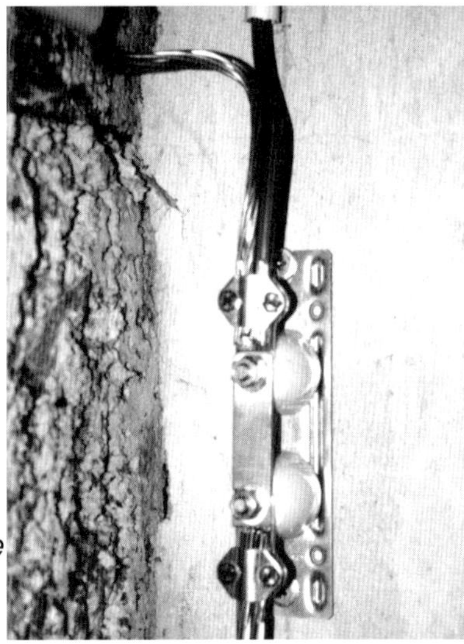

3

Figure 28 - On peut améliorer très efficacement la qualité biotique d'un bâtiment en le dotant d'une excellente prise de terre. Ces travaux sont généralement d'un prix abordable.

Mais la prise de terre a également un autre effet auquel s'attache beaucoup le médecin des murs: elle fonctionne comme un «égout», drainant vers le sol un maximum de pollutions électriques (courants vagabonds, champs électriques de déperditions, etc ...).

LA PRISE DE TERRE BIOTIQUE

Cette fonction ne peut pourtant être assurée correctement que si:
- la résistance de terre est inférieure à la résistance de masse du bâtiment et des réseaux de fluides, et, de préférence, ne dépasse pas 10 ohms MAXIMUM
- la prise de terre est réalisée à l'extérieur *du bâtiment, si possible en situation Nord (zone peu ensoleillée)*
- les piquets ou feuillards sont implantés en zone saine, afin d'éviter les retours de courants telluriques et autres nocivités dans les réseaux de fils!
- l'équilibrage des potentiels se fait réellement *sur une terre spécifique et non sur le neutre du réseau de distribution (ou sur la distribution d'eau du réseau public !).*
- la distance entre le bâtiment et les piquets est au moins égale à la profondeur de ces derniers.

D'autre part, on veillez à ce que tous les réseaux de fluides:
- chauffage, eau sanitaire
ainsi que tous les appareils et éléments métalliques accessibles:
- chaudière et cuves
- bâtis des appareils électroménagers
- baignoire, bacs métalliques
- encadrements de portes
- poutrelles et portiques de dalles, armatures, etc...
soient systématiquement reliés au potentiel de terre *(fig.28).*

Lorsque l'environnement extérieur du bâtiment est très pollué par des champs ELF, il est préférable de relier les gouttières et descentes d'eau pluviale à la terre. Mais attention, cuivre et zinc ne font pas bon ménage Pour éviter de transformer vos gouttières de zinc en passoires, le raccordement passera par une interface métallique neutre (aluminium par exemple).

Les technologies à utiliser étant assez particulières, nous vous conseillons de faire exécuter de préférence ces travaux par un professionnel qualifié (électricien, spécialiste des paratonnerres).

Les champs électrostatiques et la santé

Des expérimentations en milieu isolé (cage de Faraday) ont été menées par de nombreuses équipes scientifiques. Toutes tendent à montrer que la modification induite par les champs électrostatiques sur les courants ioniques cellulaires génèrent des troubles physiologiques parfois préoccupants.

Dans un champ ES continu de 13 000 volts/mètre, Becker et Krauss ont obtenu une inhibition de croissance d'une culture bactérienne; résultat confirmé par Hahn dès 6 000 volts/mètre: croissance stoppée, stérilisation !

Pour l'être humain, les travaux de Varga, Frey et bien d'autres mettent en évidence des réponses affectant le système circulatoire: augmentation de la pression et du rythme... Selon Rager (1975), les risques de thrombose sont augmentés du fait de la dépolarisation des parois des vaisseaux sanguins qui s'électropositivent et «attirent» les cellules négatives composant le sang.

Les réactions-réflexes semblent elles-aussi affaiblies en ambiance électrostatique. En milieu informatisé, équipé de bureaux stratifiés, de sols et parois synthétiques, il m'est couramment arrivé de mesurer des ambiances atteignant par zones des champs de plusieurs dizaines de milliers de volts par mètre ! Inutile de préciser que ce facteur ES participe activement à la montée du stress professionnel...

Mais il en est malheureusement de même dans certains salons-séjours (et parfois chambres à coucher ?!) revêtus de papier vinyle, de moquette ou de sol plastique, équipés de meubles vernis, garnis du confort TV/HiFi le plus moderne... sans précaution particulière.
Vous avez comme tout le monde constaté qu'après quelques pas sur une moquette synthétique (ou un sol PVC), il vous arrive de subir un très désagréable arc de décharge électrique dès que vous approchez d'une quelconque masse métallique.
Vous faites ainsi à vos dépens la preuve de la remarquable efficacité de charge du corps humain: chaque étincelle atteignant 2 cm de long par exemple vous décharge d'environ 10 000 volts !

POUR LIMITER LES CHAMPS ELECTROSTATIQUES...

- évitez ou remplacez les rideaux, voilages, stores, meubles vernis, revêtements divers en PVC ou matières synthétiques par des produits neutres et naturels

- reliez à la terre tous les objets métalliques importants

- l'installation ponctuelle sur le sol de tapis antistatiques devant les endroits où les personnes prennent régulièrement des décharges (portes, poignées d'armoires ou d'appareils métalliques) s'avère parfois, à défaut du remplacement complet de la moquette existante, une solution efficace

- voyez également plus loin: «Le poste de travail».

Dénomination	Fréquence Hz	L. onde m	Représentation symbole
Rayons cosmiques	3.10^{22}	10^{-14}	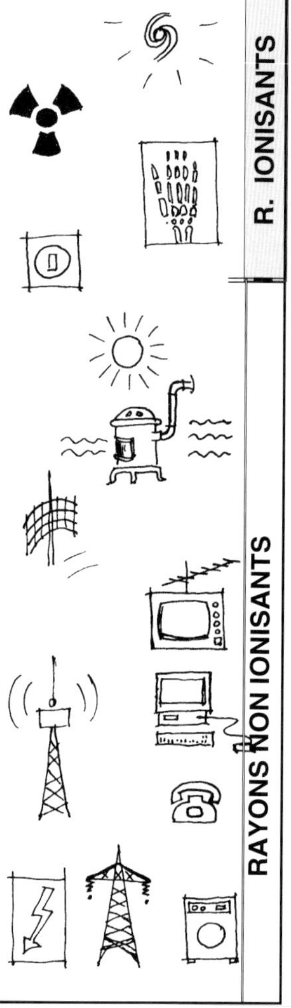
Rayons gamma	3.10^{20}	10^{-12}	
Rayons X	3.10^{18}	10^{-10}	
Ultra-violets	3.10^{16}	10^{-8}	
Lumière visible	3.10^{14}	10^{-6}	
Infra-rouges	3.10^{12}	0,1 mm	
Radars- micro ondes	3.10^{10}	10 cm	
Télévision UHF-VHF	3.10^{8}	1 m	
Radio GO-FM	3.10^{6}	10 m	
Basses fréquences	3.10^{4}	100 m	
T basses fréquences	3.10^{2}	1000 m	
	3 Hz		

LE SPECTRE DES ONDES ELECTROMAGNETIQUES

Figure 29 - Fréquences connues et longueurs d'ondes correspondantes

LES RADIOFREQUENCES ET HYPERFREQUENCES

Parmi les nombreuses fréquences électromagnétiques qui baignent l'univers, se trouvent des rayonnements dont les longueurs d'ondes ont une particularité: *elles sont à notre échelle*.

On les retrouve dans le bain vibratoire naturel de notre biosphère, en densité de puissance relativement faible, tout à fait adaptée à notre biologie. Mais...

L'échelle des radiations

Les radiofréquences se déclinent sur une plage d'oscillations dont les longueurs vont de quelques kilomètres pour les grandes ondes jusqu'à l'ordre de grandeur du *mètre* pour les ondes ultra-courtes FM et VHF.

Les hyperfréquences (UHF, SHF, EHF), quant à elles, ont des longueurs d'ondes allant du décimètre (micro-ondes) jusqu'au millimètre.

Au delà, nous retrouvons les infra-rouges, les ondes lumineuses puis les ultraviolets, et enfin les rayonnements dits «ionisants», actifs sur la matière, particulièrement pénétrants, dont les longueurs d'ondes sont extrêmement courtes: rayons X, gammas et rayons cosmiques (fig.29).

Quelles sont nos réponses biologiques?

Les rayonnements dits non ionisants ont été relativement peu étudiés quant à leurs impacts sur les êtres vivants, car longtemps considérés comme non dangereux. Il est maintenant bien établi qu'en *quantité modérée*, ces ondes, et tout particulièrement certaines fréquences, sont vitales pour nous. Le problème réside dans le fait que l'évolution technologique a augmenté considérablement les «doses» par l'ajout d'un nombre croissant de sources radioélectriques.

L'OMS (Organisation Mondiale de la Santé) a donné en 1985 dans son cahier européen N°10 des *recommandations* sur les densités de puissance à ne pas dépasser, associées à des périodes maximales d'exposition pour les principaux rayonnements non ionisants utilisés (voir aussi le cahier N° 99 - 1989).

Ces valeurs étant classiquement basées sur des vues mécanistes de l'être humain, elles devront probablement être tirées vers le bas, dans une vision plus globale de la santé. Les quelques informations récoltées suite aux travaux effectués ici et là sont d'autant plus préoccupantes qu'elles prennent en compte l'homme en tant qu'*être global*. Les «normes biotiques» que je propose comme seuils de référence lors de mes analyses sont par conséquent réduites d'un facteur 10 par rapport aux valeurs précitées.

Les effets thermiques et athermiques

On connaît assez bien ce que l'on nomme les «effets thermiques» de certaines bandes d'émissions, en particulier les hyperfréquences utilisées pour les systèmes radars. Ces effets ont été découverts fortuitement après que plusieurs opérateurs radio militaires soient morts par hyperthermie, en particulier pendant la dernière guerre mondiale ...
JM. Pierre le Chapellier rappelle que «certains mécaniciens ont trouvé la mort en passant devant un radar de mirage posé au sol, radar en marche par erreur». Les mêmes sources sont aujourd'hui utilisées dans nos fours à micro-ondes ménagers et industriels, construits en intégrant bien sûr des dispositifs permettant de réduire les fuites de radiations (voir plus loin)...
Les travaux effectués ces dernières années entre autres par MM Vautin, Michaelson, Servantie, confirment et précisent de manière remarquable l'action des hyperfréquences sur les organismes vivants.
Un opérateur travaillant sur un site de retransmission radio et télévison (UHF, VHF) m'avouait récemment ramasser les moineaux à la pelle toutes les semaines au pied des dipôles d'émission... la densité de puissance (plusieurs kilowatts) à proximité de l'antenne leur est tout simplement fatale !

D'autres effets moins spectaculaires n'en sont pas moins tout à fait réels; il s'agit des «effets antenne» et effets dits athermiques. Selon ce principe, tout corps conducteur plus ou moins linéaire se met en résonnance avec la longueur d'onde qui lui correspond. Il capte en particulier souvent de façon très nette les ondes dont la longueur correspond à deux, trois ou quatre fois sa taille. L'ingénieur Trémolières et d'autres ont montré que l'être humain peut être assimilé à une antenne réceptrice. L'énergie ainsi absorbée par l'organisme peut donner naissance à des troubles de santé aussi variés que:
- troubles métaboliques (Dumas, 1977,78)
- physiologie neurologique perturbée (Lai, 1987)
- atteinte hormonale, troubles du comportement (le Ruz, 1989)
- modifications génétiques (Goodmann, 1991)
- troubles immunitaires (Tuffet, 1991)

Concrètement, citons un exemple: les fréquences dont les longueurs d'ondes sont en rapport avec l'homme, correpondent aux UHF, VHF, et surtout FM, comme par exemple la valeur de 88 MHZ dont la L.O est de 3,41m, soit en demi-onde: 1,70m, c'est à dire la taille moyenne de l'être humain (fig.30)!
Au delà d'une certaine densité de puissance, nous considérons ce type

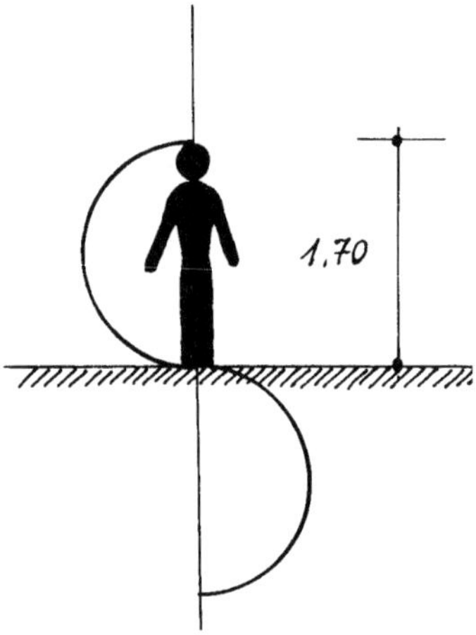

Figure 30

d'émission comme biologiquement préoccupant. C'est le cas également en ce qui concerne les longueurs d'ondes allant jusqu'à la fraction de millimètre et au delà... Que dire de l'embryon qui passe *successivement par toutes les dimensions*, depuis celle de la simple cellule jusqu'à la taille du bébé ?!

Voici quelques exemples avec indication des densités de puissances (dp) maximales que l'on pourrait proposer en normes biotiques, en exposition prolongée au-delà d'une heure par jour (public):

Bande de fréquence	Origine	L onde	préconis. europ.95 ENV50166-2	normes biotiques
Hyperf(SHF) 100 GHZ à 1 GHZ	A	3 mm à 30 cm	1 mW/cm²	0,1 mW/cm²
UHF/VHF 1000 MHZ à 150 MHZ	B	30 cm à 2 m	2mW/cm²	0,2 mW/cm²
VHF/FM 150 MHZ à 88 MHZ	C	2 m à 3,40 m	2 mW/cm²	0,2 mW/cm²
O.C 88 MHZ à 100 kHZ	D	3,40 m à 3 km	15 A/m	1 A/m

Comment mesurer les champs de radio et hyperfréquences ?

Les mesures physiques:
Ces détections sont faites à l'aide de capteurs électroniques de champs, à antennes réglables selon la longueur d'onde recherchée. On mesure soit la valeur de la composante magnétique (champ B), soit la densité de puissance (dp). Différents appareils professionnels sont vendus sur le marché dans des magasins spécialisés.

Les biorésonnances:
D'autres techniques peuvent être utilisées telles que les tests de kinésiologie, la mesure du pouls du Dr Nogier, ou encore la thésigraphie, l'électrographie qui sont des techniques comparatives et reproductibles dont nous avons déjà

parlé, et qui, bien que plus délicates à utiliser, méritent d'être citées ici. Lorsque le corps humain subit des stress prolongés dûs à des champs de radio ou hyperfréquences, ce sont à terme de réelles pathologies qui s'installent. Celles-ci ne sont que très rarement reconnues comme liées à cette cause encore très controversée.
Pourtant, les travaux des chercheurs russes montrent qu'il y a une réponse claire de l'organisme, tout particulièrement dans la bande micro-ondes. Voici la description «classique» de ce qu'ils ont appelé le «syndrôme des hyperfréquences» (Trémolières, 1978):

- asthénie, céphalées
- troubles de la mémoire
- variations de la tension artérielle.

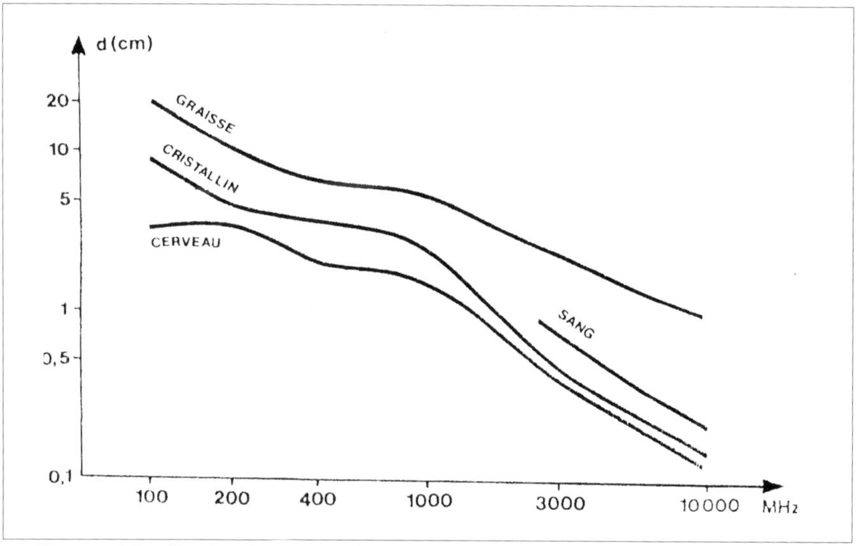

Figure 31 - Profondeur de pénétration des ondes E/M dans nos tissus en fonction de la fréquence (doc. Trémolières)

<u>Les approches sensitives</u>:
Des mesures basées sur la sensibilité biologique de l'opérateur entrainé peuvent être faites en complément.De nombreux instruments tels que les antennes coudées, l'appareil de Lecher, l'antenne spirale de R. Wehrlen sont, dans ce type de recherche, aussi efficaces les unes que les autres. Le choix dépendra des préférences de chaque opérateur. Celui-ci constate alors la déviation plus ou moins nette de son instrument lorsque celui-ci est dirigé vers l'émetteur ou la source. Rappelons que cette réaction correspond à une reconnaissance *biologique* d'une agression, transmise par le système neurovégétatif de la personne concernée.

LES SOURCES DE RADIOFRÉQUENCES DANS NOTRE ENVIRONNEMENT

leur pénétrabilité dans le corps humain et leur danger

A: Hyperfréquences

Ondes à très forte énergie, peu pénétrantes mais très dangereuses pour nos cellules.

de 100 GHz à 1 GHz.(= 1000 MHz)

- *radars civils ,aéronautique*
- *TV satellites*
- *fours industriels - micro-ondes*

B : Ultra hautes et très hautes fréquences

Ondes à forte énergie; assez pénétrantes; les tissus glandulaires peuvent être touchés.

de 1000 MHz à 150 MHz.

- *radars militaires:*
- *télévision UHF bande iV et V*
- *TV VHF bande III*

C: Hautes fréquences et fréquences modulées

Ondes à moyenne énergie, mais très pénétrantes; nos organes (coeur foie, poumons...)sont concernés.

de 150 MHz à 88 MHz.

- *relais police, gendarmerie, pompiers*
- *stations radio et relais hertzien F.M*

D: Ondes courtes

Ondes à faible énergie, mais extrêmement pénétrantes, en résonnance avec l'ensemble du corps.

de 88 MHz à 100 kHz.

- *télécommunications fluviales*
- *radiocommunications voitures-taxis*
- *CB, radio amateur*
- *radiodifusion signaux horaires etc...*

Figure 32

Sources intérieures de radiofréquences et d'hyperfréquences

Que ce soit en site domestique ou professionnel, l'électronique a littéralement envahi notre environnement bâti, apportant une révolution dans nos moyens de communication et nos outils de travail. Mais cette avancée technologique remarquable et utile a ses inconvénients, et l'on commence à découvrir l'agressivité de certaines configurations face à l'organisme humain.

Les antennes en toiture

Si l'antenne-rateau située sur votre toit sait capter et amplifier les signaux des bandes TV, UHF et VHF, elle est capable de réémettre dans son environnement les fréquences qu'elle aura sélectionnées. Selon le Dr. H. Quinqandon et J. de la Foye, un cône de 25 à 30° à la verticale du mât d'une telle antenne se trouve affecté sur plusieurs étages.
De fait, selon les tests que j'ai pu effectuer sur de nombreux sites, les réponses biologiques sont réelles bien qu'inégales, même à proximité du cable TV lui-même ! J'ai constaté que la seule présence d'un coaxial passant par exemple en rampant de toiture près d'un lit peut induire des troubles du sommeil chez des personnes sensibles...
Une antenne intérieure munie de son ampli doit elle-aussi faire l'objet de précautions... Ce système est à éviter quoi qu'il en soit dans les chambres à coucher, qui de préférence, ne comportent pas de poste de télévision du tout !

Les précautions à prendre d'une manière générale:
- évitez de situer l'antenne (ou un mât électrique) en toiture au-dessus d'une zone de séjour, de travail ou de repos. Installez-la quand c'est possible sur un bâtiment annexe
- débranchez les postes récepteurs lorsqu'ils sont inutilisés
- reliez la tresse de blindage du câble coaxial à la terre ou mieux, installez un interrupteur radiocommandé en pied d'antenne.

Les postes radio-téléphones

Issus du développement des télécommunications sans fil, ces ensembles téléphoniques mobiles équipent de plus en plus de foyers et d'entreprises, tendant réellement à remplacer les postes fixes. Le terminal-émetteur reste généralement en place, le combiné pouvant selon les modèles être «balladé»

de 50 à 500 mètres de la centrale personnelle, ou beaucoup plus par rapport à la borne-relais pour le radio-téléphone de voiture ou d'extérieur qui se généralise.
Cet aspect très appréciable de la mobilité ne doit pas nous faire oublier le caractère radioélectrique de l'émission (à la centrale ou à l'antenne-relais), mais surtout le danger potentiel d'une utilisation prolongée et fréquente du combiné, en particulier pour le téléphone de grand réseau type ITINERIS, GSM ou BOUYGUES TELECOM, dont les fréquences d'émission se situent dans la bande des hyperfréquences (micro-ondes).
Le combiné est équipé d'un ensemble récepteur + amplificateur dont la puissance peut, selon les fabrications, varier de 0,5 à 8 watts ou plus. Comme il est appliqué directement contre l'oreille, on peut suspecter les champs induits d'avoir des influences probablement non négligeables sur les fragiles fonctions et circuits cérébraux, et en particulier sur l'oreille interne.
Notons que plusieurs études scientifiques ont montré en 1997 et 1998 des augmentations significatives de la température du cerveau chez les personnes testées au cours de l'utilisation de leur téléphone portable....

Nos conseils:
En attendant les confirmations que pourront apporter des travaux de recherches et des études épidémiologiques complémentaires, je ne puis que conseiller la prudence aux utilisateurs, surtout si les conversations sont habituellement longues et/ou les appels fréquents. Dans cette idée, on évitera d'équiper les standards et postes fixes de secrétariat en entreprise avec ce type de technologie (dans son développement actuel), plus adaptée aux communications ciblées des employés mobiles ou itinérants. (voir aussi les protections en fin d'ouvrage)

Les appareils à quartz et à cristaux liquides

Les techniques d'affichage par cristaux liquides, qui se sont généralisées dans les années 80, représentent une avancée remarquable au niveau de l'encombrement des matériels, et surtout de l'énergie consommée. On les retrouve en particulier sur la plupart des appareils de poche, (mémo-ordinateur, calculatrice, traductrice, bip d'appel, etc...). Cependant, il est utile de savoir qu'une réaction de stress peut être mise en évidence chez de nombreuses personnes lorsqu'elles portent un de ces appareils, surtout dans la zone du plexus cardiaque. Là aussi, prudence ! Faites particulièrement attention à ce que vous mettez dans la poche de votre veston ! Les femmes devraient éviter de trop porter des montres-pendentifs à quartz (dont la fréquence de vibration peut être source de stress) ou à cristaux liquides.

Les radars de protection

De nombreux bâtiments, j'ai pu le constater à maintes reprises, sont encore équipés de radars de protection anti-vol à hyperfréquences. Ces matériels balaient l'ensemble de la zone à protéger dans une «bulle d'efficacité» se jouant des murs et cloisons: les longueurs d'onde utilisées traversent assez facilement les matières inertes. Ces appareils, qui émettent généralement sans discontinuer, peuvent s'avérer dangereux à la longue. Lorsqu'on les «coupe», ce n'est souvent en effet que la sirène ou le signal qui est déconnecté !
Si vous souhaitez conserver celui qui est installé chez vous, le cas échéant, faites-le modifier par un spécialiste, qui pourra mettre en place un interrupteur *en amont* de la source d'émission, qui ainsi ne sera en fonction que lorsque le bâtiment sera vide !

Nos préférences:
Ces systèmes sont heureusement remplacés par de nouvelles fabrications, plus compatibles avec la santé des occupants. Il s'agit par exemple d'installations à contacts électriques sur les ouvertures de portes et de fenêtres, branchés sur un relais déclenchant une sirène ou bien un signal transmis par câble.
D'autres systèmes dits à «infra-rouges passifs», se mettent en route par émission de chaleur couplée à d'inoffensifs détecteurs placés aux points-clés choisis. Une transmission radio, qui ne fonctionne qu'un court instant, au moment de la perception du signal d'effraction, assure la communication avec le relais, branché soit sur une sirène, ou mieux, le numéro de téléphone d'un ami ou d'une centrale de surveillance spécialisée fonctionnant 24h sur 24, et en liaison avec les services de police. Voilà un exemple d'une évolution technologique allant dans le bon sens: confort d'utilisation, efficacité, installation sans gros travaux, et respect des fonctions biologiques des occupants.

Les appareils à tubes cathodiques

Ce sont nos incontournables postes de télévision et écrans d'ordinateurs.
Une règle bien (?) connue de tous recommande de se tenir à une distance de l'écran TV supérieure ou égale à 6 fois sa dimension diagonale. Ainsi, il sera préférable de ne pas s'approcher à moins de 2,70m d'un petit poste couleur de 45cm. Selon mes constats, ces distances sont rarement respectées par les utilisateurs...
Mais savez-vous que votre classique écran d'ordinateur est *tout à fait comparable* à votre poste de TV ? Ce sont les mêmes principes de balayage à haute fréquence à partir d'un tube cathodique, qui sont utilisés pour la

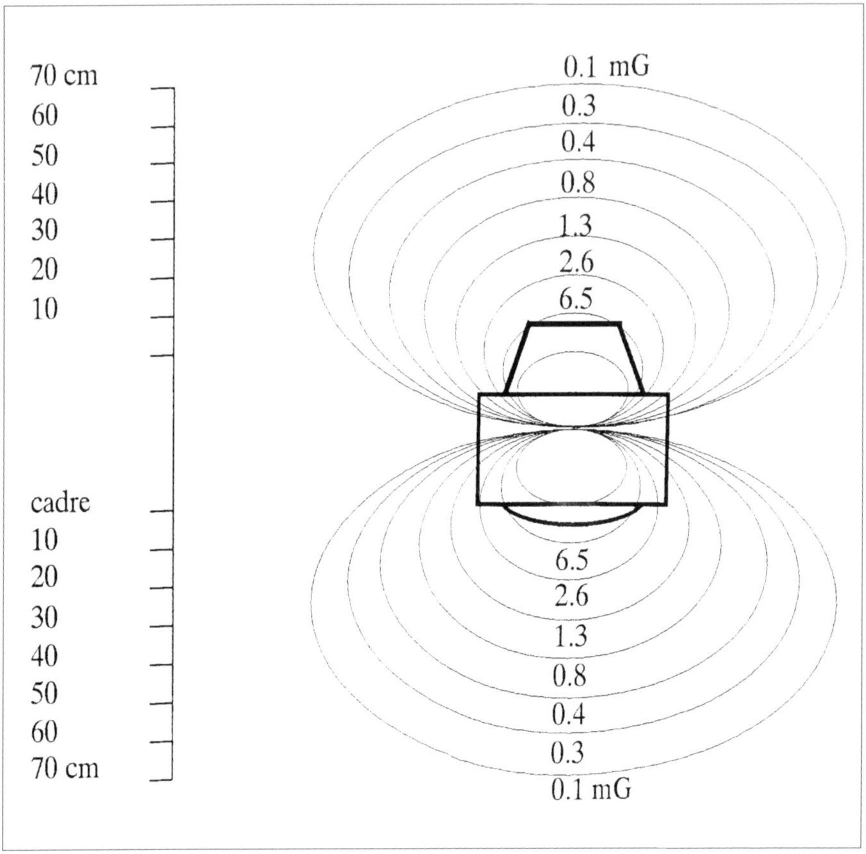

Figure 33 - Champs développés par un écran d'ordinateur à tube cathodique. Valeurs moyennes mesurées par l'auteur.

fabrication des images. Le problème est que vous êtes «collé» le plus souvent à une cinquantaine de centimètres (ou moins) de votre écran !

Ce type de technologie, dont nous ne pourrions bien entendu plus nous passer, se situe dans une phase d'évolution très polluante. En effet, de nombreuses ondes électromagnétiques de fréquences élevées diverses et de densité de puissance biologiquement non négligeable s'échappent encore de nos écrans actuels.

Les rayonnements les plus durs, et en particuliers les dangereux rayons X, dont la longueur d'onde est très proche des distances qui séparent les atomes de nos cellules, ont fait l'objet d'études très intéressantes. Outre leurs effets

spectaculaires sur la croissance (anormale) des végétaux, les travaux de JN Ott et du Pr le Ruz ont mis en évidence les troubles du comportement et les lésions cérébrales des rats soumis à ces radiations, à des doses comparables à celles reçues par certains de nos chérubins «téléphages»... et autres férus de jeux vidéo !
Parallèlement, des champs ELF de dispersion basse et très basse fréquence (50Hz) électriques et magnétiques ainsi que des champs électrostatiques très élevés (50 à 100 000 volts/mètre à quelques centimètres de l'écran sur certains postes) dévitalisent l'espace de travail proche.
Par ailleurs, diverses ondes sonores (haute fréquence audible) et des ultrasons provenant de nos terminaux cathodiques, sont suspectés d'agir comme des facteurs stressants complémentaires.

Beaucoup de ces fuites et champs rayonnants pourraient être grandement diminués. C'est déjà le cas pour les fabrications récentes en ce qui concerne les champs électriques ELF et les champs électrostatiques. Ils le seront plus complètement dans un avenir d'autant plus proche que la pression des consommateurs, s'appuyant sur des études scientifiques et épidémiologiques de plus en plus nombreuses et accablantes, se fera plus forte et insistante, rendant par là-même *rentable* la mise au point d'appareils plus respectueux de la santé des utilisateurs !
La récente directive européenne, relayée par le décret français 91-451, va dans ce sens. On peut y lire en particulier: «Toutes les radiations, à l'exception de la partie visible du spectre électromagnétique, doivent être réduites à des niveaux négligeables du point de vue de la protection, de la sécurité et de la santé des travailleurs»...

Les écrans matriciels

D'autres technologies telles que les écrans à cristaux liquides sont plus économes en énergie et moins polluantes sur bien des points évoqués ci-dessus. Ils ne semblent pourtant pas être une solution totalement inoffensive. Cette technique émet dans d'autres bandes de fréquences dont certaines induisent elles aussi des effets biologiques. Certains opérateurs se plaignent de fatigue anormale et montrent des signes de dévitalisation devant ce type d'écran.
Les tests de kinésiologie que j'ai pu effectuer en situation confirment que l'aspect dévitalisant lié à cette technologie, utilisée de façon systématique aujourd'hui avec les ordinateurs portables, est très différenciée selon les personnes, les femmes et les individus de type «nerveux, bilieux « s'avérant généralement plus sensibles que les «sanguins, musculaires»... Observations à confirmer...

COMMENT SE PROTÉGER FACE AUX ÉCRANS ?

La plupart des filtres proposés sur le marché éliminent correctement les champs électriques basses fréquences et électrostatiques, ainsi que les problèmes de scintillement, de contrastes et de reflets. Mais la phase magnétique (champ B) en basses et hautes fréquences est beaucoup plus difficile à éliminer !
Les tentatives de certains fabricants comme MAGSHIELD avec sa «boîte à lumière» sont à suivre avec attention. Les résultats encourageants de ce dernier système sur le captage des champs B sont ternis par une chute de la lisibilité de l'écran (système à micromailles métalliques).
La firme TECHNO-AO a quant à elle mis au point un système de contrechamp induit, émis par une petite antenne spéciale fixée contre l'écran dont, selon nos premiers tests, les résultats sont intéressants.

Travaillant dans d'autres directions liées à des aspects de nouvelle physique et de champs informationnels, on peut citer également les résultats dignes d'intérêt obtenus avec certains systèmes. Les pastilles A-NOX par exemple fonctionnent par effet de résonnance sur des mélanges de minéraux traités. On les fixe en diagonale sur la face avant de l'écran. Ce dispositif a été testé en aveugle sous le contrôle de scientifiques qui ont dû se rendre à l'évidence: les opérateurs se fatiguent moins!
Le filtre EVARN, de conception récente et très originale, utilise un film de synthèse «informé» dans le but de rendre biocompatibles, c'est-à-dire moins stressantes, les émissions de tubes cathodiques qui le traversent. Là aussi, de nombreux tests ont été effectués sur des plantes, des cultures bactériennes et des opérateurs qui s'en disent satisfaits.

Des expérimentations effectuées par le CIRDAV, concernant l'effet sur des fleurs coupées placées dans des vases contenant des eaux qui avaient séjourné 30 heures devant écran, se sont révélées étonnantes: les eaux protégées par le système " VET application D. Ohlmann" placé devant l'ordinateur (ou la TV) semblaient convenir bien mieux aux plantes. Celles-ci, après 24 jours, continuaient à s'alimenter et restaient vertes, alors que les eaux irradiées sans protection étaient «refusées» par les végétaux, qui montraient rapidement des signes de dessèchement !
Les évolutions de ces technologies de protection s'annoncent prometteuses .
Notons pour être complet que la proximité de certaines plantes semble faciliter le travail sur écran ordinateur.
(voir aussi "le poste de travail " et les fiches-produits plus loin).

Le cas du four à micro-ondes ...

Ce type de four trône dans la cuisine de plus d'un foyer sur deux en France; c'est dire l'engouement pour cette technologie dont l'atoût majeur est un indiscutable gain de temps. Mais son innocuité est contestée ici et là. Qu'en penser?

Les micro-ondes sont des rayonnements émis par un tube spécial intégré au four, et nommé «magnétron». Celui-ci utilise le courant électrique 50 Hz pour produire des ondes électromagnétiques d'hyperfréquence (2,45 Gigahertz). Cette radiation a des qualités spécifiques: elle oblige les molécules d'eau incluses dans les aliments à changer d'orientation 2x2 milliards 450 millions de *fois par seconde* ! Ce sont les frottements dûs à ces modifications qui «échauffent» l'aliment par l'intérieur.

Aucun des nombreux fours à micro-ondes que j'ai eu l'occasion de tester n'était totalement étanche. Même sur des appareils très haut de gamme, des fuites existent en périphérie de la porte, et parfois à l'arrière du four ! J'ai pu mesurer trop souvent, lors de mes interventions, des fuites de rayonnement d'une densité de puissance de 0,2 mW/cm2 ou plus, jusqu'à 1 mètre de l'appareil. D'autre part, les champs électriques et magnétiques induits se mesurent couramment à plus de 1 m 50 lors du fonctionnement de l'appareil (aux limites des normes biotiques: 30 V/m et 0,5 mG).

Notons que des expériences réalisées à l'Université de Vienne en Autriche (1992), montrent que certaines molécules du lait (acides aminés) par exemple, se transforment à la cuisson au micro-ondes, deviennent toxiques et attaquent le système nerveux, le sang, les reins et le foie. Ainsi, la structure et la «chimie» de l'aliment ne sont pas toujours respectées dans ce type de cuisson. Mais c'est surtout sa qualité *vitale* qui a disparu dès les premières secondes où il a été si violemment secoué par l'intérieur.

Lorsqu'on parle d'environnement pour l'être humain, on considère en tout premier lieu, et à juste titre, nous l'avons vu, l'air, l'eau, et la nourriture... L'eau est universellement reconnue comme la «brique» de la vie. Il n'est pas difficile de comprendre que si on la déstabilise, tous les phénomènes subtils qu'elle accueille et qui entretiennent notre énergie vitale, sont alors perturbés !

Or, avant d'être carnivores ou végétariens, nous sommes des «vitalivores». Ceci signifie que si notre environnement, notre boisson et notre alimentation ne nous apportent pas la ration quotidienne d'énergie vitale (le Prâna Hindou ou le Qî Chinois, l'énergie si importante qui circule à travers les méridiens internes de tout corps vivant, et que rééquilibrent les acupuncteurs lors de leurs interventions), alors nous nous dévitalisons petit à petit. Privés de ce que le Pr Roger Durand, de l'Université de Clermont-Ferrand, appelle le «potentiel organisateur», nous perdons du même coup notre résistance à la maladie (voir au début de cet ouvrage «l'Homme biologique»).

Quant aux images de thésigraphies, comme l'a démontré le biophysicien J.Pierre Garel, elles sont remarquablement révélatrices: ces tests de cristallisation sur échantillons montrent une nette dévitalisation des aliments (perte de cohérence des informations véhiculées par le vivant) après leur passage dans ce type de four (voir encadré- fig 34).
Précisons que sa nocivité est encore amplifiée s'il est situé à l'aplomb d'une perturbation géophysique du sol profond ou sur une zone de réseau tellurique
.

SI VOUS SOUHAITEZ (MALGRÉ TOUT !)
CUISINER AU MICRO-ONDES...

- déplacez l'appareil hors d'une zone singulière

- ne l'utilisez qu'au minimum ...

- ne stationnez pas dans un rayon de 2 mètres quand il fonctionne

- compensez la dévitalisation des aliments par l'absoption de crudités (fruits, légumes, graines germées...); mais attention, ne laissez pas vos salades à côté du four en fonctionnement !

- évitez absolument de stocker les denrées alimentaires à proximité (2 mètres également)

- rappelez-vous que réchauffer ou décongeler un aliment au micro-ondes est aussi destructurant pour celui-ci que de l'y cuire !

L'EFFET DE LA CUISSON AUX MICRO-ONDES VISUALISEE PAR DES IMAGES DENTRIQUES DE CRISTALLISATION SENSIBLE

*(Jean-Pierre GAREL et Philippe PHAM-TRONG, Centre de Biophysique,
septembre 1990, Clermont-Ferrand)*

La cristallisation rapide ou hors-équilibre d'une solution aqueuse de chlorure cuivrique et d'une substance biologique, alimentaire par exemple, fournit une image arborescente ou dentrique par analogie avec les formes de nos neurones.

Cette image fort complexe est spécifique de l'état de dégradation de la substance testée, qu'elle soit végétale, animale ou mixte.
La "qualité intrinsèque" se lit ou se décode à partir de 3 paramètres d'image (texture, figures centrales et signes additionnels), qui permettent de chiffrer cette qualité.

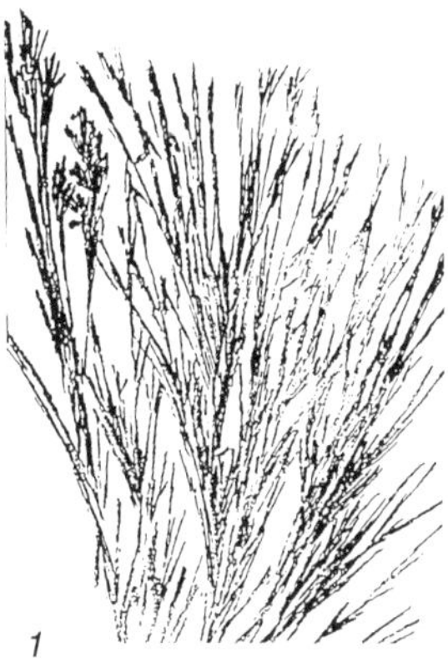

1

Les figures ci-contre comparent les textures des images cristallines de petits-pois frais, cuits en cuisson humide et cuits par chauffage aux micro-ondes. Ces 3 états sont bien différents:

- ***à l'état frais (1)**, la texture bien branchée est déployée du centre jusque vers la zone de bordure, de façon* homogène

- ***à l'état de cuisson traditionnelle (2)**, la texture d'ensemble reste bien groupée, tout en étant plus* ramassée *(effet thermique)*

- ***à l'état de cuisson UHF-micro-ondes (3)**, la texture apparaît désordonnée et hâchée par des petites barres incohérentes ou micro-*cassures typiques.

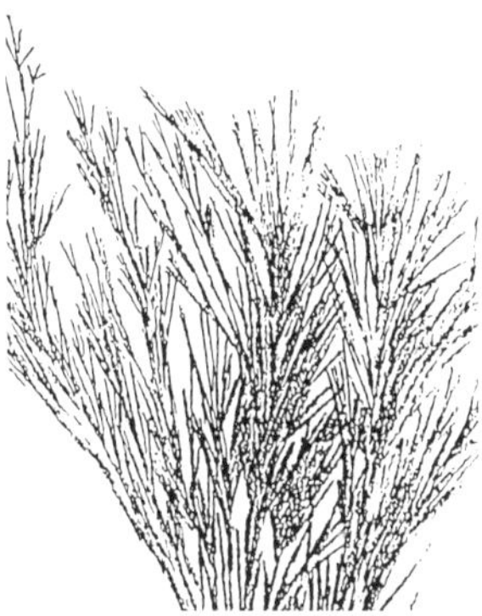

2

En conclusion, quelle que soit la dégradation des ingrédients nutritionnels du petit pois par la chaleur de la cuisson, il apparaît nettement une dégradation *additionnelle due de façon spécifique à l'irradiation UHF du four à micro-ondes.*
Par analogie avec ce que nous savons des signes apparaissant sur des tissus vieillis naturellement, nous suggérons que l'action des micro-ondes accélère la dégénérescence du substrat alimentaire.
Indépendamment des fuites du four, le fait de consommer chaud entraîne une réaction en chaîne, dans l'organisme, de désactivation des potentiels des électrons de l'atome oxygène. A terme, une telle désorganisation des cocons d'eau et des réseaux d'eau intra- et inter-cellulaires ne peut laisser l'organisme indifférent.

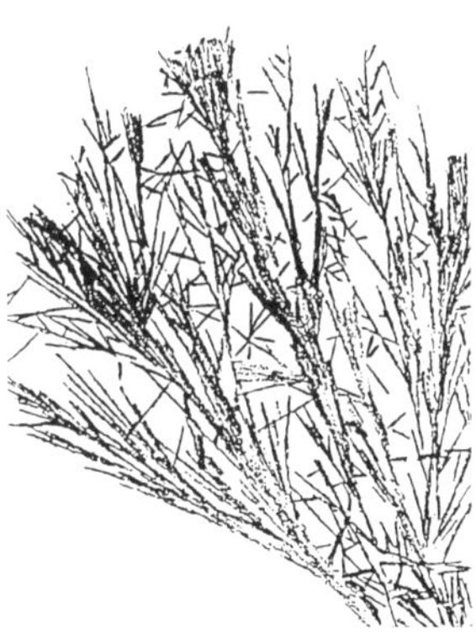

3

Figure 34

LES MURS HUMIDES

Lorsque des zones humides sont constatées sur les murs d'une construction, on a généralement intérêt à traiter le phénomène qui, outre son côté disgracieux, peut générer:

- des dégradations physiques au bâti qui se décrépit côté extérieur et moisit côté intérieur, accueillant parfois des champignons parasites particulièrement dévastateurs, tels que la mérule ou la pourriture molle par exemple
- des désagréments biologiques pour les habitants par excès d'humidité, causant des problèmes respiratoires ou rhumatismaux, et favorisant le développement d'allergènes comme les acariens...

Comment l'eau monte-t-elle dans vos murs ?

L'ascension de l'eau dans un mur est due à l'action de trois forces macrophysiques:

- le phénomène capillaire dû à la porosité de la maçonnerie,
- la pression osmotique liée à un phénomène électroionique,
- les charges électrochimiques générées par la différence de pH entre sol et mur.

Le phénomène le plus actif à l'état naturel est généralement le champ électrique dû à la différence de potentiel entre le terrain et les parois du bâtiment.

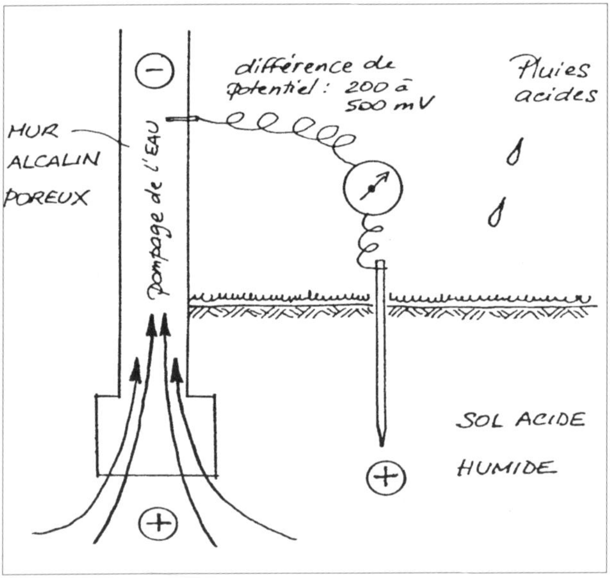

L'eau à l'origine du «mouillage» du soubassement étant généralement de l'eau de pluie, dont le pH en zone industrialisée est très faible (pH = 4 à 6), la différence relative d'acidité par rapport à la maçonnerie qui souvent se situe à un pH de 8 à 11 environ, est encore accentuée.

Figure 35

Cette différence naturelle peut être par ailleurs augmentée par la pollution électrique du quartier (lignes aériennes ou souterraines dans le trottoir proche, transformateur à proximité, ...) ou bien dans l'habitation elle-même, donnant naissance à des champs artificiels importants dans les murs et cloisons. J'ai mesuré des valeurs allant jusqu'à 400 mV/m dans les endroits les plus humides de certaines habitations, qui accusaient un phénomène d'électroosmose très virulent.

Les origines possibles:

Ces remontées d'eau peuvent être provoquées, puis amplifiées par plusieurs causes complémentaires, qu'il faut attentivement passer en revue:
- Des fuites sur le réseau d'alimentation en eau potable, d'évacuation d'eau pluviale ou d'assainissement de la construction ayant localement imbibé le terrain d'assiette et les fondations.
- La présence sous le bâtiment d'un cours d'eau souterrain modifiant le champ microvibratoire de la zone concernée, augmentant le potentiel électrique induit dans le sol situé au-dessus , et accélérant le processus de remontée d'eau capillaire
- La proximité d'une route fréquentée, d'une ligne ferroviaire, d'un chantier, etc... générant des vibrations physiques dans le sol (type ondes de choc) et des fréquences aériennes de type infrasonores (bandes 0 à 20 Hz), d'autant plus si le bâtiment est situé près de la source
- Une forte pollution électrique ambiante dans la construction ou en provenance du quartier. Ces champs électriques et champs magnétiques génèrent des courants électriques induits dans les parties conductrices du bâti.

Pour assainir vos murs humides...

Traiter efficacement ces problèmes d'humidité revient à supprimer un maximum des facteurs perturbateurs cités ci-dessus. Nous proposons en particulier:

Le drainage des eaux.

C'est la solution N°1. Elle est fondamentale et résoudra à elle seule la plupart des cas de figure.
Attachez-vous donc à:
- faire vérifier les chéneaux, descentes d'eaux pluviales, réseaux d'assainissement et de distribution d'eau
- garantir un contre-dévers, c'est-à-dire une pente vers l'extérieur tout autour du bâtiment, afin d'éviter que les eaux de ruissellement viennent s'accumuler contre la construction. Cette précaution élémentaire est trop souvent négligée.
- drainer bien profondément en pied de fondation et évacuer les eaux collectées vers l'égoût ou vers un puits.

Si nécessaire, lorsque le collecteur n'est pas assez profond, installer un regard équipé d'une pompe de relevage automatique.

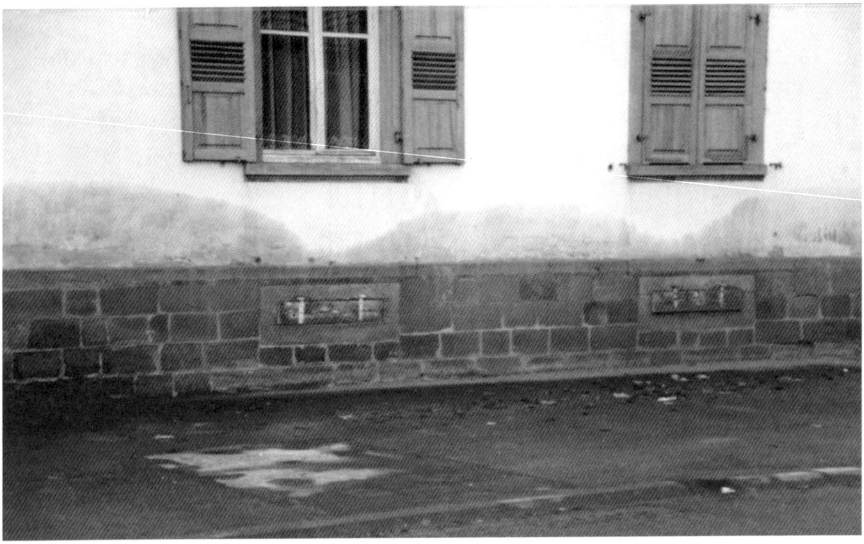

Figure 36 - Les remontées d'humidité sont liées à de multiples facteurs, qu'il faut soigneusement analyser pour trouver une solution adaptée. Ci-dessus, la rupture des différences de potentiel due aux ouvertures fait chuter localement l'effet de pompage de l'eau dans le mur.

La réduction de la pollution électrique:

Les champs de dispersion dûs à la distribution du quartier ne sont généralement pas faciles à éliminer et de toute manière soumis à la «bonne volonté» du distributeur national. Force sera souvent de se contenter d'intervenir sur le circuit intérieur et privé de l'habitat.
Veillez en particulier à:
- éliminer les conducteurs électriques inutiles le long des murs
- réduire les champs électriques dans les parois infiltrées, par la pose de câbles blindés
- améliorer la prise de terre
- relier à la terre tous les éléments métalliques accessibles à l'intérieur comme à l'extérieur du bâtiment, ainsi que les structures de lampes et appareils. Ceci est essentiel surtout dans le cas d'anciennes dalles portées par des structures métalliques, qui dépolarisent les murs sur lesquels elles reposent. Dans plusieurs cas où je suis intervenu, la pollution magnétique du quartier créait de tels champs induits dans les poutrelles en acier que celles-ci généraient un effet de pompage électrique de l'eau dans le mur sur lequel elles reposaient. Leur simple mise à la terre a suffi pour désamorcer le phénomène.

Ventilez bien les locaux !

Dans les sous-sols ou vides-sanitaires, le renouvellement d'air est trop souvent quasi inexistant. Ventilez en installant des grilles d'arrivée d'air neuf de part et d'autre du bâtiment au niveau des murs ou châssis vitrés; le renouvellement minimum à assurer est de 1 volume par heure. Posez par exemple 4 grilles de 30 m3/heure pour un sous-sol de 120m3 (voyez au chapitre «ventilation»). On utilisera utilement les éventuels conduits maçonnés restant libres pour l'extraction.

Evitez les murs froids et les ponts thermiques:

Les problèmes de condensation dûs au «point de rosée» en face interne des murs extérieurs froids et des zones mal isolées, sont encore favorisés par un air statique et mal renouvelé.
Ces négligences peuvent être à la source de la formation de moisissures non seulement inesthétiques, mais destructurante pour le bâti, et réellement malsaines pour les occupants (fig. 37)

L'inversion du phénomène d'électroosmose:

Si les précautions précédentes ne suffisent pas à annuler les désordres, on pourra mettre en place un dispositif modifiant les polarités dans les murs.
Lorsque le couple sol/mur est humide, une polarisation se crée, avec une différence de potentiel d'environ 200 à 500 mV entre le mur de charge (-) et le sol de charge (+). Comme nous l'avons vu, il se crée un micro-courant qui accélère la remontée des eaux.
Dans les murs en maçonnerie pleine, on pourra inverser le sens du courant en reliant les murs au potentiel du sol par des conducteurs isolés. Une des solutions (électroosmose passive) consiste à disposer dans les murs un feuillard métallique en saignée horizontale rebouchée au mortier, et relié à des piquets de terre régulièrement enfouis. Cette installation, qui doit être réalisée avec un soin particulier, sera de préférence confiée à un spécialiste, ou sera exécutée sous sa surveillance.

La repolarisation par barres ferromagnétiques:

Ce système bénéficiant d'un brevet suisse consiste à mettre en place dans les parois malades de longues barres de fer doux, parfaitement isolées dans une enveloppe étanche, et disposées le plus verticalement possible dans des trous forés à cet effet. L'induction magnétique due aux polarités du mur va aimanter la barre *à l'inverse*, induisant un rééquilibrage durable et efficace.
En cas de pollution électrique ou radioélectrique du bâtiment, ce système présente cependant des faiblesses sur le plan biologique, car il se comporte comme une immense antenne scellée...

La minéralisation par silicates:

Cette méthode permet de créer, en partie basse du bâtiment, une réelle barrière étanche. De préférence à la très longue liste de produits et systèmes d'injection à base de macromolécules et autres polymères ou silicones qui étouffent le bâti et en abaissent le niveau d'équilibre avec son milieu, je propose l'utilisation de composés siliceux.
L'injection de silicates permet de renforcer la cohérence de la cimentation naturelle de la pierre (ou du béton), créant une barrière aux remontées d'eau, tout en préservant parfaitement la nature même du mur, et sa respiration-transpiration !

D'autres systèmes aussi...

Citons pour information le principe «MUR-TRONIC». Il s'agit d'une simple boîte disposée par les spécialistes du système sur les axes des courants souterrains préalablement repérés. Des circuits électroniques internes s'alimentent par le seul champ tellurique ambiant. Aussi étonnant que paraisse ce procédé (dont le secret est soigneusement gardé par le constructeur), les résultats qui ont été observés sur plusieurs bâtiments anciens - bibliothèques, châteaux, églises ou maisons d'habitation ainsi traités - semblent encourageants...

Figure 37 - Attention à la salubrité des murs !

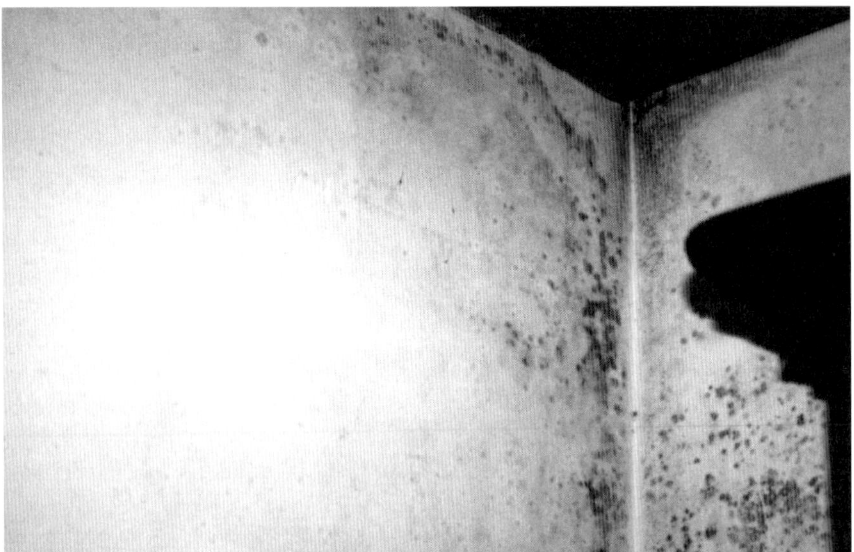

L'HUMIDITE DE L'AIR

Trop humide ou trop sec, l'air ambiant est désagréable, voire nocif.

Ce seul facteur peut rendre un bâtiment malsain.

L’équilibre air-eau

L’hygrométrie concerne le taux d’humidité relative (HR) de l’ambiance dans une habitation. L’air peut supporter une certaine quantité d’eau dans sa composition. Au-delà de cette dose, on dira que l’air est «saturé» (HR = 100 %). La valeur d’équilibre relatif de l’eau dans l’air varie en fonction de la température.
En général, à 20°C, l’humidité devrait osciller entre 50 et 60%.
A cette même température, et à partir de 65-70% d’humidité relative, les occupants se plaignent de sensations de froid, d’obstruction nasale, d’impression d’air «lourd». Par ailleurs, les acariens, à l’origine de poussières allergènes, trouvent une ambiance favorable à leur développement...
Au-dessous de 40%, l’air trop sec peut induire des manifestations telles que: gorge sèche ou irritée, toux, sensations d’étouffement, picotements des yeux, peau sèche, maux de tête, ...

Il est donc essentiel de bien gérer cette hygrométrie, qui est un facteur réel de confort. Comment s’y prendre si l’on veut éviter les déshumidificateurs et autres vaporisateurs d’eau électriques ?

Des matériaux régulateurs:

Les matières végétales sont généralement d’excellents régulateurs d’humidité.
Les bois d’oeuvre, meubles, parquets, (non vitrifiés), lambris, objets décoratifs, poteaux, poutres, participent de façon particulièrement active aux échanges de l’eau dans votre habitat.
Lorsque l’humidité relative de l’air s’élève brusquement, les masses de bois en présence vont absorber les molécules excédentaires d’H2O, qu’ils restitueront lorsque l’ambiance de la pièce deviendra trop sèche !
La terre crue, les enduits à base de chaux et le plâtre sont aussi d’excellents tampons hygrométriques, de même que (à un moindre degré cependant) la terre cuite et les pierres calcaires.
Mais un minimum d’apports en humidité doit exister, ce qui n’est pas toujours le cas, en particulier dans certaines pièces sèches telles que les chambres à coucher sous les combles par exemple, ou les constructions à structure bois ultra-légère.

La solution des saturateurs:

En période hivernale, quand fonctionne le chauffage (sauf lorsque l'on brûle du bois), les pièces principales auront tendance à atteindre un niveau d'humidité relative trop bas; la pose de saturateurs (s'ils sont régulièrement entretenus) peut apporter une solution efficace pour un rééquilibrage.
Préférez les bacs disposés horizontalement sur l'appareil chauffant plutot que ceux qui sont suspendus, car ils ont une moindre surface d'évaporation.
D'autre part, nous conseillons l'emploi de la céramique, qui contrairement aux matières plastiques, est perméable aux échanges hygrométriques.

Les plantes à votre secours !

Deux phénomènes vont jouer en faveur de la régulation hygrométrique grâce aux plantes:
- les échanges entre l'air et la terre humide des bacs, celle-ci jouant le rôle de «saturateur naturel»
- le circuit de «respiration - transpiration» des plantes, qui rejettent de l'eau dans l'atmosphère, surtout dans la journée.

Veillez à placer les pots en des endroits adaptés et à leur assurer, bien entendu, une luminosité suffisante (besoins en fonction de l'espèce).
Les végétaux dits d'intérieur amènent par ailleurs des effets complémentaires tout à fait intéressants:
- une ionisation bénéfique (ions -) de l'air, surtout grâce aux plantes à feuilles pointues ou à aiguilles tels que les cactus
- une régulation des effets électrostatiques, en particulier si l'on prend la précaution d'utiliser des pots et coupelles en terre cuite.
- la dépollution chimique de l'air (nous en reparlerons).

Il va sans dire que des plantes bien soignées se développeront harmonieusement et vous aideront très efficacement à augmenter la vitalité de vos pièces, par l'apport de leur propre bulle d'énergie. Certaines d'entre elles, nous l'avons vu, se plaisent même en zone singulière !

Par ailleurs, une véritable «relation» avec ses plantes apporte beaucoup à l'habitant, sur bien des plans...

Attention: évitez de mettre de grandes plantes dans les chambres à coucher, le cycle de respiration s'inversant en l'absence de lumière, et donnant lieu à un dégagement de C02 !

Le jardin, arbres et arbustes entourant la maison jouent eux aussi, un rôle régulateur sur le climat par la protection au vent froid du nord, l'ombrage en été au sud, la régulation sur les cycles de l'eau et de l'oxygène.
De plus, le jardin améliore la vitalité du lieu dans son ensemble, la végétation proche participant directement à la VIE de la maison. Veillez à disposer les végétaux dans des lieux équilibrés: bouleaux, trembles, hêtres, érables sont assez sensibles... Un «bon point» est à donner au chêne qui, situé en zone tellurique particulière (courant d'eau souterrain, faille) se comporte comme un véritable équilibreur naturel !

La ventilation, encore !

La plupart des ambiances trop humides sont favorisées également par une ventilation insuffisante. Ce facteur très important fait l'objet de quelques conseils utiles un peu plus loin.

QUEL AIR RESPIREZ-VOUS ?

La qualité de l'air dans nos bâtiments va bien entendu être une fonction directe de la composition de l'atmosphère extérieure.

Or, force est de constater que les zones de notre planète dans lesquelles l'air peut être considéré comme «véritablement pur et naturel» deviennent de plus en plus rares...

Atmosphère, atmosphère...

Dans nos villes et nos campagnes en pays industrialisés, nous inhalons journellement de nombreux polluants, et principalement des gaz de combustion, des particules (fumées, poussières organiques ou minérales) et des produits chimiques volatils.

Malheureusement, certains matériaux de construction ainsi que des produits de traitement et de finition ajoutent leur propre pollution à celle de l'air environnant. Par ailleurs, des gaz polluants naturels, tels que le radon, peuvent filtrer à travers les fissures du terrain et de l'assiette de nos bâtiments.

Comme nous le verrons, la cuisson des aliments et les techniques de chauffage ajoutent encore généralement à la dégradation de la qualité de l'air que nous respirons. Quant au tabagisme, actif ou passif, il reste l'une des grosses sources complémentaires de problèmes.

Notons enfin pour fixer les idées que plus de 40% des personnes ayant été interrogées lors de nos analyses biotiques, ont fait état de pathologies liées à la sphère pulmonaire (bronchite, asthme, difficultés respiratoires).

Quels sont les principaux responsables de la mauvaise qualité de notre air ?

L'ambiance du dehors

L'air extérieur est pollué principalement par le dioxyde de soufre (SO2) qui provient des différentes formes de combustion domestiques et industrielles rejetées dans l'atmosphère (voir toxicologie et chauffage).

D'autres polluants tels que les oxydes d'azote (NO2) ainsi que les monoxydes de carbone (CO) et les dérivés du plomb sont particulièrement présents dans les zones industrialisées et dans les zones urbaines où la circulation automobile fournit une grande partie de ces substances. La concentration de plomb par exemple a été relevée lors de plusieurs études à des valeurs dépassant le double en quantité de présence par gramme de poussière au centre des grandes agglomérations par rapport aux zones rurales.

L'ozone (O_3) est un gaz qui, dans la haute atmosphère, joue un rôle protecteur très connu et utile. En basse atmosphère, l'ozone est considéré plutôt comme un polluant car il inhibe nos fonctions respiratoires, et peut être à la base d'irritation des yeux et de la gorge. Sa production est liée à la présence d'autres polluants tels que le CO, le CH_4, le SO_2, associés à l'action du rayonnement ultra-violet solaire. C'est cette action solaire qui fait que les concentrations d'ozone les plus importantes se trouvent généralement en période estivale, et dans les milieux et fins d'après-midi.
Notons que les seuils limite d'exposition ont été plusieurs fois, au cours des dernières années, dépassés dans certaines zones géographiques particulières comme les villes de Strasbourg et Grenoble par exemple, situées dans des cuvettes et soumises très souvent à des effets d'inversion de température en altitude, créant un véritable barrage à l'évacuation des polluants (août 1995 par exemple).

Mais en plaine, le phénomène existe aussi, surtout en présence de hautes pressions atmosphériques (anticyclone). On se souvient du fameux pic de pollution à Paris, au lendemain du 10 octobre 1995, où les grèves des transports en commun avaient amené sur les routes un nombre inhabituel d'automobilistes...

L'évolution des techniques d'isolation et le renforcement de l'étanchéité des bâtiments sont malheureusement responsables d'un air intérieur plus dégradé encore, même dans les zones rurales où l'ambiance générale est de bonne qualité. L'atmosphère confinée ainsi créée est en effet tout à fait propice à l'accumulation des polluants "domestiques" dont nous allons parler maintenant.

Votre atmosphère intérieure

L'air que nous respirons dans nos bâtiments est généralement deux à dix fois plus pollué que l'air extérieur !

Deux sources principales de pollution chimique supplémentaire menacent nos intérieurs:
- les matériaux de construction, de traitement et de finition,
- les techniques de chauffage, de climatisation et de ventilation, dont nous parlerons plus loin.

Saviez-vous que les produits ménagers courants, tels que les sprays, les lotions de nettoyage, les produits de soins, les lessives, détergents, etc...

peuvent contenir des quantités très importantes (allant jusqu'à 50% de leur composition) d'hydrocarbures aromatiques, de dangereux produits dérivés chlorés tels que le dichlorobenzène par exemple ?

Le dichlorvos présent (entre bien d'autres) dans les plaquettes Vapona, rappelons-le, est responsable de la mort de plusieurs nourrissons aux USA, ces tablettes ayant été suspendues trop près du berceau des bébés !

Les gaz propulseurs actuellement utilisés à la place des CFC (Chloro-Fluoré-Carbonés) qui ont été interdits pour la protection de la couche d'ozone, sont parfois des produits extrêmement inflammables qui ont déjà été à la base de plusieurs accidents très graves.
La propulsion par air fonctionne pourtant très bien... Certains industriels ont même mis au point des systèmes de propulsion à air comprimé actionné par une pompe manuelle incorporée au bouchon (RIVAIN par exemple). Encouragez-les en utilisant leurs produits, qui sont par ailleurs d'une composition souvent plus écologique !
Les éthylbenzènes, xylènes ou toluènes composant la plupart des solvants, ainsi que les éthers ou cétones utilisés dans la composition de beaucoup de colles, polluent également nos locaux.

Rappelons aussi l'action dangereuse que peuvent avoir sur notre arbre respiratoire les pigments des peintures souvent composées de métaux lourds tels que le plomb, le cadmium ou le chrome. Une prudence particulière est conseillée lors de travaux de transformations ou de réaménagement, à l'occasion de travaux de brûlage d'anciennes peintures ou d'utilisation de solvants ou de décapants, ensemble de techniques qui libèrent dans l'atmosphère des grosses quantités de substances toxiques !

Les émanations dues au traitement des bois

Rappelons qu'outre son aspect décoratif exceptionnel, le bois dans l'habitat joue un rôle essentiel, en particulier dans les domaines suivants:
- régulation de l'humidité ambiante par son excellent pouvoir d'absorption des excès d'eau dans l'air, et de restitution lorsque l'ambiance devient trop sèche
- respiration des parois par ses qualités de transparence aux échanges gazeux
- normalisation de la température de surface des parois et réduction des chocs thermiques
- action antistatique et apport de vitalité à l'ambiance

Il convient donc de bien choisir les produits de traitement ou de décoration qu'on utilise sur ce matériau, qui ne doit être étouffé dans aucune de ses

qualités précitées.
On fera particulièrement attention à éviter les composants et charges actives entrant dans la formule des produits utilisés, qui peuvent avoir les actions destabilisantes qui suivent:
- imperméabilisation à l'eau et à la vapeur d'eau (cas de beaucoup de peintures, vernis, vitrificateurs, etc ... formant une réelle barrière pelliculaire)
- toxicité biochimique pour les individus, les animaux et l'environnement (solvants, fongicides, insecticides issus de la chimie de synthèse et surtout de la pétrochimie)
- volatilité de charges actives, qui peuvent dans certains cas rester dangereuses pour la santé en ambiance confinée 15 années après le traitement !
- odeur désagréable, souvent due aux solvants pétroliers
- problèmes électrostatiques et piégeage des ions légers de l'air environnant

Les matières traitantes suspectes:

Les organochlores
Ce sont des hydrocarbures traités au chlore, qui pénètrent dans l'organisme par les poumons et la peau, et s'accumulent dans certains tissus tels que le foie, les reins, les graisses ... On note en particulier les composés toxiques suivants:
- Aldrine
- Lindane
- PCB
- PCP (traces de dioxine)
- Formaldéhyde

Les organostanniques
Corps organiques traités à l'étain, ils se dégradent très lentement, et peuvent occasionner des pathologies graves lorsqu'ils pénètrent dans l'organisme:
- TBTO
- Bis-tributylétain...

Les insecticides synthétiques
De conception relativement récente, certains d'entre eux sont soupçonnés d'être cancérigènes, et ont une biodégradabilité très lente. Cette catégorie de produits offre cependant, selon les fabricants et les composants utilisés, des compromis éventuellement acceptables, en particulier pour les bois d'oeuvre qui ne sont plus accessibles par la suite et doivent bénéficier d'agréments officiels et de garanties de durabilité... ou encore pour les interventions curatives lourdes (vieilles charpentes infestées, attaques par des termites,...)
- Perméthrine
- Cyperméthrine, etc...

LES INSECTES XYLOPHAGES		
Nom/aspect (taille réelle)	Conditions de développement	Comment les repérer
CAPRICORNE 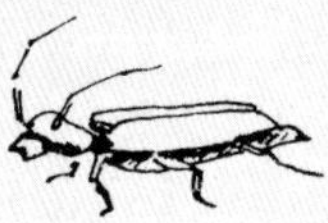	Peu nombreux Cycle long Travail lent Attaque les RESINEUX	trous ovales diam. 6 à 8 mm bruits grignotement
LYCTUS 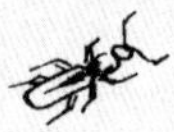	Attaque l'aubier (bois tendre) des FEUILLUS	petits trous de 1 à 2 mm travail non audible
VRILLETTE 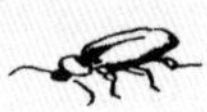	Attaque les VIEUX BOIS et les BOIS HUMIDES	petite : trous de 1 à 3 mm grande: trous de 2 à 4 mm
TERMITE 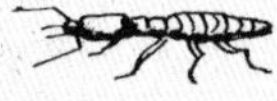	Destructeur redoutable Attaque les BOIS HUMIDES préfère les zones sombres et les climats tempérés (sud de la France)	laisse des cordons sur son passage (mélange terre+bois+salive)

Figure 38

La maison est une enveloppe protectrice pour l'habitant. Evitons d'en faire une source de nocivités supplémentaires et une coupure inconditionnelle avec l'environnement !

LES PRODUITS NATURELS

Lorsque les bois restent accessibles et visitables en extérieur, et pour tous les ouvrages en intérieur, des produits naturels de traitement et de décoration sont tout à fait recommandés.
Ceux-ci sont en général composés de:

- *extraits d'agrumes*
- *huiles essentielles*
- *résines balsamiques*
- *huile de lin*
- *cendres végétales*
- *sels de bore (borax)*
- *cire d'abeille*
- *térébenthines naturelles*
- *alcool*
- *colorants végétaux ou minéraux*
- *amidons*
- *silicates*
- *caséine...*

Toutes ces matières, issues de la nature, en équilibre biochimique dans le milieu ambiant, sont parfaitement compatibles avec le bois et ses propriétés si utiles.

J'ai été appelé, il y a quelques années, pour des conseils biotiques dans une maison en cours de rénovation. Monsieur L. avait traité lui-même l'ensemble de la charpente dans les combles qu'il souhaitait aménager. Il utilisa pour ce faire un produit à base d'extraits pétroliers, choisi selon ses propres termes «pour son efficacité notoire». L'étiquette du bidon indiquait en particulier: «Traitement des bois extérieurs», et précisait une composition des moins recommandables. Quant à l'odeur qui régnait dans l'immeuble, même trois étages plus bas (!...), elle était si désagréable plusieurs semaines après le traitement, et ce malgré une ventilation forcée, qu'elle a motivé l'appel au secours que Madame L. m'a lancé ! Une petite enquête technique m'apprenait que ces charges volatiles pouvaient infester le bâtiment de très nombreuses années encore.

Après l'étude d'un échantillon de bois, je leur proposai un traitement de choc à base d'huiles essentielles, dont une proportion d'essence d'ail, à badigeonner à refus sur l'ensemble des bois traités. Malgré l'odeur forte du mélange, Madame L. me fit confiance, et repassa elle-même l'ensemble des bois avec cette étonnante préparation. Quelle ne fut pas sa surprise en constatant quelques jours plus tard la nette régression des odeurs, à la fois d'ail et de goudron! Un test de réactivité biologique confirma la remontée de la qualité biotique de l'ambiance et la chute de la toxicité des bois quelques petites semaines plus tard.
J'ai depuis été amené à aider bien des personnes par la prescription «d'ordonnances» adaptées aux toxicités spécifiques des produits qu'elles avaient utilisés malencontreusement, la plupart du temps par manque d'information sur les risques biologiques qu'elles encouraient.

Je me souviens d'un couple qui avait hérité d'une vieille maison de famille, qu'ils transformèrent pour en faire leur nid d'amour. Quelques années plus tard, la jeune femme m'appela, très inquiète. Elle était enceinte pour la troisième fois. Les deux grossesses précédentes avaient abouti à une fausse couche. Le moral était bon, comme d'habitude, mais elle se sentait si fatiguée, comme trahie par son corps... symptômes qu'elle reconnaissait, lui faisant craindre le pire pour le bébé qu'elle attendait.
L'analyse ne révéla aucun problème réellement important sauf... une réactivité biologique très faible dès que je demandai à cette personne de toucher une quelconque partie de la charpente, qui avait été totalement traitée par injection lors des travaux d'emménagement. Une lotion préparée en pharmacie à base d'huiles essentielles et d'essences balsamiques, selon mes prescriptions, fut appliquée en aspersion fine sur l'ensemble des bois accessibles.
Dès les jours suivants, j'eus le plaisir d'apprendre par un coup de fil de la jeune femme que celle-ci reprenait force et entrain. Quelques mois plus tard, elle mit un monde un superbe bébé, qui se porte très bien.

Si vous avez mal traité (maltraité !) vos bois ...

<u>Evacuez les charges actives</u>:
Ventilez ! En été, ouvrez ou entrouvrez toutes les fenêtres pour créer un balayage intensif d'air neuf. Laissez entrer le SOLEIL. En hiver, et en intersaison froide, assurez un renouvellement d'air minimum de 2 volumes par heure par l'installation d'une VMC (ventilation mécanique contrôlée) ou d'une ventilation naturelle constante et performante, que vous ferez fonctionner systématiquement sur «grand débit» la journée, et débit normal la nuit.
Un décapage des bois est parfois possible, mais souvent long et difficile à faire et d'une piètre efficacité, surtout si l'imprégnation est profonde. Evitez

tout brûlage des produits au chalumeau, ainsi que l'utilisation de décapants. A titre d'information, le mélange ACIDE CHLORHYDRIQUE + JAVEL dégage du chlore (très dangereux !)

Amménagez intelligemment:
- éloignez au maximum les chaises, fauteuils et lits des parties traitées
- ne disposez pas d' appareil de chauffage près des parois imbibées
- évitez le contact ou la proximité de câbles électriques avec le bois. La fréquence 50 HZ et les pollutions électriques augmentent la nocivité des produits dégagés.
- ne soumettez pas ces bois à des vibrations ou chocs répétés.

Accélérez la détoxication du bois:
Lors de l'imprégnation et du badigeonnage avec des produits chimiques violents, le bois est déséquilibré à la fois sur les plans physico-chimique et biologique.
Si l'intoxication est grave, il vaut mieux consulter un spécialiste qui pourra vous dresser une ordonnance adaptée. Dans les cas bénins, vous pouvez procéder à l'aspersion ou au badigeonnage des bois infectés, par un mélange spécial dynamisé d'essences balsamiques (conifères) et d'huiles essentielles de plantes (voir encadré).
On peut de plus disposer une coupelle d'eau dans la pièce (diamètre 25 cm minimum) dans laquelle on versera (à changer tous les jours):
* 1 goutte d'essence de citron
* 1 goutte d'essence de lavande
* 1 goutte d'essence de romarin

LES HUILES ESSENTIELLES A NOTRE SECOURS !

Recouvrez à refus les parties traitées avec le mélange suivant:
- 5 litres de diluant balsamique (BIOFA n° 500)
- 3,75 ml (1/4 flacon) d'essence d'ail
- 15 ml (1 flacon) d'essence de bouleau
- 15 ml (1 flacon) d'essence de cannelle
- 15 ml (1 flacon) d'essence de géranium
L'ensemble joue le rôle de biocatalyseur et agit en:
- accélérant la dégradation des produits toxiques
- régénérant les fonctions naturelles du bois sur le plan vital

Pour un meuble ou un sol en mélaminé: passez le même mélange en couche très fine avec un chiffon imbibé sur toutes les surfaces accessibles. Renouvelez tous les mois.

Le cas particulier du formaldéhyde:

Le formaldéhyde est un composé chimique utilisé pour ses propriétés polymérisantes. On le retrouve tout particulièrement dans les panneaux agglomérés, les stratifiés, les mousses isolantes urée-formol qui sont fort heureusement interdites depuis 1982, les colles à base aqueuse pour textiles muraux et certaines colles pour revêtement de sol, les matériaux de revêtement de surface tels que les moquettes, certains tapis, certains préservateurs du bois, des désinfectants et stérilisants, certains produits plastiques et vernis synthétiques. On en trouve également en faible quantité dans les laines de roche (stabilisant).

Ce gaz est irritant pour les yeux et pour la sphère respiratoire (risques de brûlures). Il favorise également les crises d'asthme, la fatigue, les dyspnées , les maux de tête, les douleurs abdominales et les nausées. Par ailleurs, il apparaît, d'après les travaux de l'IARC (International Agency for Reaserch of Cancer) comme facteur cancérigène et mutagène probable.
Ce dangereux composé est libéré de façon tout à fait privilégiée dès qu'il y a élévation de la température dans les pièces ou augmentation du taux d'humidité, ou encore lors des émissions de vibrations: le simple fait de marcher sur un aggloméré contenant du formaldéhyde peut suffire à libérer des quantités non négligeables de ce produit dans l'atmosphère. Cette libération peut être importante encore de nombreuses années après la mise en oeuvre du produit.

L'odeur piquante du formaldéhyde est détectée par la plupart des personnes dès une valeur de 0,5 PPM (0,06 mg/m3). L'OMS a recommandé de ne pas dépasser dans les maisons et immeubles professionnels une teneur supérieure à 1 PPM. L'Allemagne, quant à elle, a légiféré en imposant un seuil inférieur au dixième (!) de ces recommandations OMS, soit 0,08 PPM, valeur que nous avons adoptées pour nos analyses-conseils. La détection des taux de formaldéhyde se fait maintenant grâce à des appareils très précis. Les tests que j'ai eu l'occasion de faire avec mon ami Michel Vandaele sur des échantillons de faux-parquets mélaminés et autres agglomérés montrent que le taux atteint dépasse souvent 3 PPM ! (caisson étanche sur 24 heures).

Il existe sur le marché des agglomérés, des produits de décoration, d'isolation, d'habillage, ou encore des colles *sans* formaldéhyde (voir «REAMENAGER»).

AMÉLIORERZ UNE AMBIANCE POLLUÉE GRÂCE... AUX PLANTES

Le meilleur remède trouvé par les chercheurs en aérospatiale (NASA) pour la purification chimique des ambiances polluées s'est révélé être, (encore une fois!), l'utilisation de certains organismes vivants.
Des tests systématiques ont montré que certaines plantes d'appartement sont capables de réduire de moitié en six heures de temps, le taux de formaldéhyde contenu dans l'air d'une pièce fermée. Une réduction sensible du taux de benzène et de monoxyde de carbone (CO) a également été constatée.

Voici les plantes que j'ai retenues pour leur efficacité, et que l'on peut se procurer assez facilement:

- pothos doré (1)
- chlorophytum comosum (plante araignée -2-)
- philodendron (3)
- syngonium podophytum (4)

Ces plantes sont assez rustiques et se comportent très bien en appartement. Il est conseillé de les panacher en arrangement ou du moins de les utiliser toutes, celles-ci étant complémentaires dans leur action épuratrice. Pour leur compatibilité dans un même pot, suivez les avis de votre fleuriste.

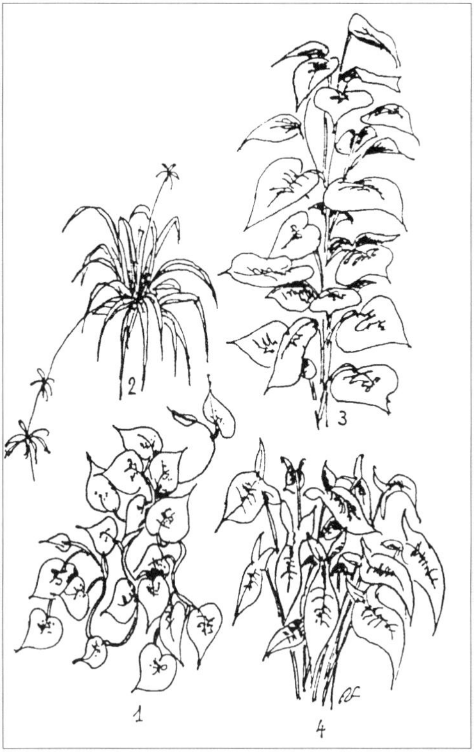

Comme indiqué précédemment, préférez les pots en terre cuite non vernie. La purification se faisant en grande partie grâce au système radiculaire des plantes, l'efficacité des échanges gazeux naturels à travers ces parois sera optimal !

Figure 39

Des matériaux radioactifs !

Certains oxydes métalliques utilisés pour les faïences et émaux des carrelages par exemple sont fortement radioactifs. Il en est de même pour certaines roches (granits) laissées naturelles ou entrant dans la composition de certains bétons. Les plâtres à base de phosphogypse ou utilisant des filtrats de cheminées industrielles comme liants complémentaires montrent également des taux de radioactivité parfois assez forts.
J'ai pris l'habitude de différencier les émissions peu pénétrantes (alpha, bêta) par l'interposition d'un filtre entre le matériau testé et le tube Geiger de l'appareil de mesure.
Les particules alpha et bêta sont dangereuses surtout lorsqu'elles sont émises par des poussières radioactives inhalées. Quant aux rayonnements gamma, ils sont capables de pénétrer profondément à travers les tissus de notre corps, ou de le traverser. A partir d'une certaine densité, ils peuvent détruire des liaisons moléculaires au sein même de nos cellules. Il nous semble donc important de faire tester un échantillon de carreau avant tout achat d'un carrelage neuf. Nous pouvons réaliser ces tests dans le laboratoire BIO-ESPACE.

Le radon

Ce gaz radioactif, descendant du radium, remonte à travers les fractures, failles, fissures, effondrements du sol. Il peut en exister une quantité réellement préoccupante dans les immeubles et maisons construits au-dessus de telles zones, particulièrement dans les socles contenant des roches radioactives...
En France, la Bretagne, les Hautes Vosges, le Limousin, la Vendée, les Hautes Alpes sont particulièrement exposés à ce risque.
D'autres gaz radioactifs tels que le thoron et l'actinon, provenant du thorium et du potassium, suivent les mêmes voies naturelles...
Précisons que les quantités émises par le sol sont liées à la météorologie, avec une augmentation du risque les jours de basse pression atmosphérique.
Par ailleurs, selon William et Lorentz (1957), le taux de radon augmenterait d'un facteur 3 la nuit !
A un degré variable, les matériaux de construction comme les moellons de granit, le béton de galets siliceux, les terres cuites, et surtout, nous l'avons vu, certains carrelages émaillés ainsi que des plaques de plâtre utilisant des

déchets de l'industrie des phosphates (Grande-Bretagne), émettent du radon, pouvant se cumuler à des sources issues du sol d'implantation.

Les Etats Unis et la Grande Bretagne ont été les premiers à étudier les effets du radon sur la santé, montrant l'influence des poussières radioactives sur la santé des occupants de maisons présentant un taux élevé de ce gaz. Celui-ci est considéré comme la première cause de cancer du poumon après le tabagisme. Les Communautés Européennes indiquent le taux de 400 bécquerels par mètre cube (Bq/m3) comme seuil maximum au-delà duquel il faut intervenir dans la construction existante par l'exécution d'aménagements spécifiques (voir nos conseils en encadré).
Dans l'habitation neuve, cette concentration ne doit pas dépasser 200 Bq/m3

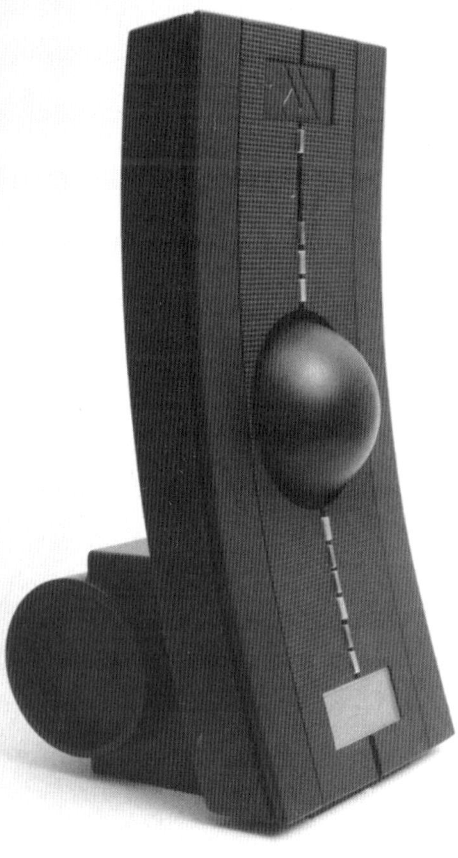

La mesure du taux de radon dans une habitation se fait à l'aide d'appareils à lecture directe, ou bien de dosimètres tels que le «Radhome» proposé par le CRPM, et qui permet de faire une lecture après seulement quelques heures (fig.40).

Des boîtes-test au charbon actif ou des films-doseurs (système Kodak) peuvent également donner des indications après une exposition sur site .
(voir fournitures et instruments BIOTICA / BIO-ESPACE dans les fiches en fin d'ouvrage)

Figure 40

COMMENT RÉDUIRE LE TAUX DE RADON DANS L'HABITAT ?

Les règles suivantes ont prouvé leur efficacité dans la lutte contre ce polluant. Dans le cas d'une mise en oeuvre simultanée de plusieurs d'entre elles, les résultats sont spectaculaires. Rappelons que l'air extérieur contient en général 10 fois moins de radon qu'un bâtiment classique situé sur le même sol.

Voici nos conseils:

- évitez l'accumulation des poussières dans l'habitat
- arrêtez de fumer:ce facteur est hautement aggravant !
- ventilez bien le bâti, et en particulier les zones proches du sol: vide sanitaire, sous-sol, rez-de-chaussée sur terre-plein
- évacuez l'air vicié; on peut à titre exceptionnel et en cas de réelle nécessité, en recycler une partie à travers des filtres à charbon actif. Le même type de filtre peut servir à nettoyer les eaux radioactives avant utilisation
- plutôt que l'extraction, préférez la surpression intérieure, qui réduit très nettement l'effet de pompage de radon en provenance du sol
- créez au niveau du premier sol un doublage drainant permettant l'évacuation des gaz dangereux dès leur arrivée dans le bâti (à coupler à la surpression décrite ci-dessus)
- en dernier ressort (et à la rigueur): étanchéïfiez dalle, fissures, joints périphériques; cette solution lourde, passive et difficile à maîtriser est donnée ici à titre indicatif et complémentaire. Elle est de moindre qualité biotique , et sera généralement inutile si ce qui précède a été réalisé correctement.

Le problème des fibres minérales

L'amiante:

L'amiante, qui est une roche siliceuse naturelle, est employée dans l'industrie du bâtiment pour ses qualités isolantes, sa résistance exceptionnelle au feu ainsi que les propriétés mécaniques de ses fibres associées à des liants tels que la chaux et les ciments par exemple.
Ces propriétés particulières en font un produit que l'on retrouve dans de nombreux matériaux du bâtiment comme les panneaux de couverture, les

tuyaux de ventilation et d'évacuation des effluents, les plaques de faux plafond, les panneaux de portes, les sous-faces de revêtements de sol, etc...
Pendant des années, les fibres d'amiante ont été utilisées également dans les techniques de flocage, de projection associées au ciment. Ces revêtements de murs et de plafonds, au cours de leur usure, émettent régulièrement dans l'atmosphère des particules d'amiante qui sont inhalées par les occupants. L'utilisation des techniques de flocage à l'amiante a été interdite en France à partir de 1978.

Les pathologies induites par l'inhalation massive de particules d'amiante sont principalement les affections fibrosantes du poumon et de la plèvre, ainsi que le cancer du poumon et le mésothéliome de la plèvre et du péritoine. Le Centre International de Recherche sur le Cancer de Lyon, qui est un département de l'Organisation Mondiale de la Santé, a choisi en 1990 de démonter l'ensemble des plafonds en amiante qui avaient été réalisés trente ans plus tôt dans l'immeuble abritant ses propres bureaux. Les cinq mille fonctionnaires de la commission des communautés européennes de Bruxelles ont quitté, en Janvier 1992, leur siège pollué par l'amiante.

De nombreux bâtiments ont été habillés avec ce produit dans les dernières décennies, et on pense en particulier aux écoles et aux hôpitaux.
En Juin 1994, le journal «l'Alsace» se faisait l'écho d'une action en justice des veuves de quatre enseignants d'un lycée professionnel de Gérardmer, qui ont déposé plainte contre X pour homicide involontaire, estimant que l'amiante d'un plafond pourrait être à l'origine de la mort de leurs maris...

Mais l'amiante peut, selon les rapports de J. Bignon, être présente dans l'eau potable (USA) au captage même, mais aussi après transport dans des tuyaux d'amiante-ciment.
Par ailleurs, selon les modes de fabrication et de filtration à l'amiante, on retrouve des taux élevés (1 à 60 millions de fibres par litre) dans la bière, les vins, mais aussi le sucre blanc, le riz blanc, les huiles raffinées...
Les fibres, après leur ingestion, migrent dans le corps et se concentrent dans divers organes où elles sont suspectées de devenir un facteur concourant à la genèse de certains cancers...

Ce n'est qu'à partir de janvier 1997 que toute mise sur le marché d'amiante a été interdite en France...donnant du même coup un grand coup d'accélérateur aux "chantiers" de désamiantage !

Les **fibres céramiques** quant à elles, substituts possibles de l'amiante, sont tout aussi suspectes et officiellement classées dans les produits "probablament cancérigènes"...affaire à suivre.

<u>*VOS TRAVAUX DE BRICOLAGE ET L'AMIANTE...*</u>

Lors de vos travaux d'amélioration, soyez prudents, surtout pour l'enlèvement d'anciens plafonds, plaques, panneaux contenant de l'amiante, et tout particulièrement pour le ponçage des restes des revêtements de sols qui ont été collés sur des chapes au ciment. En effet, la sous-face de certains revêtements plastiques et vyniles a été souvent réalisée à base d'amiante, qui reste piégée dans la colle. Au moment du ponçage, celle-ci est libérée dans l'atmosphère et vous risquez à ce moment-là d'inhaler des quantités énormes de micro-fibres toxiques.
Les solutions: confinez la pièce de travail, portez un masque filtrant et une combinaison, utilisez des outils aspirants d'excellente qualité, humidifiez régulièrement le support, ensachez les déchets...ou bien mieux: confiez ces travaux à un professionnel !

Les fibres de verre et de roche ...pas si innocentes !

Les fibres de verre et de roche utilisées en panneaux, en vrac ou en rouleaux, contiennent elles-aussi des fibres qui sont connues comme des irritants de la peau et des voies respiratoires, et suspectées d'être cancérigènes. L'IARC a en effet classé aux USA la laine de verre et la laine de roche dans le groupe 2 du tableau de classification d'évaluation des risques des produits pour l'homme, comme des substances «possiblement cancérigènes». Depuis 1991, ces produits sont obligatoirement étiquetés comme tels sur les emballages aux USA. La Commission européenne doit statuer sur une directive prenant en compte le classement Français au tableau 2B (cancérigène possible).

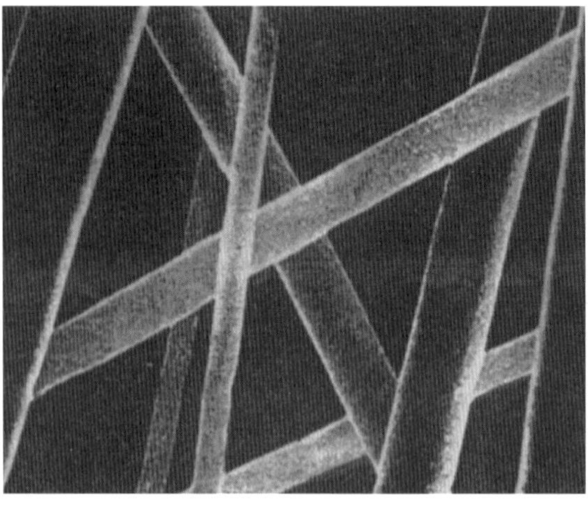

Figure 41 - Vue très agrandie d'un matelas de laine de verre (doc. Syndicat National de l'Isolation - France

En Allemagne, une polémique importante a vu le jour récemment au sujet de la toxicité des fibres de laine minérale: le Deutsche Forschungsgemeinschaft souhaite que l'ensemble des fibres dont le diamètre est inférieur à 2 microns et la longueur supérieure à 5 microns soient reconnues comme des fibres cancérigènes...
Or, le SNI (Syndicat national de l'Isolation) en France annonce dans son cahier «Santé et Sécurité» que les fibres d'une section de un micron et moins sont présentes dans les matériaux isolants jusqu'à 10% du nombre total des fibres. Il précise que «la quantité des fibres courtes dans les poussières résultant des opérations de façonnage, de mise en oeuvre et de dépose est, bien entendu, plus élevée», et propose un certain nombre de précautions (fig.41).
Les risques sont importants surtout pour les personnes travaillant régulièrement avec ces produits, c'est-à-dire en industrie de fabrication ainsi que pour les poseurs de revêtements et de produits d'isolation à base de fibres minérales. En ce qui concerne les occupants des bâtiments, lorsque ces isolants sont confinés derrière des papiers pare-poussières et/ou des panneaux de revêtement fermés aux courants d'air, le risque est considérablement réduit.

Je me souviens d'une analyse réalisée avec mon ami architecte Pierre Hick au cours de laquelle il s'est avéré qu'une des personnes habitant la maison développait des fortes réactions allergiformes pulmonaires à la laine de verre. Quelle fut notre surprise de constater, lors de nos vérifications techniques, qu'elle avait soigneusement bouché toutes ses entrées d'air frais, ses grilles de ventilation avec des tampons de laine de verre (pour des questions d'économie de chauffage), infestant ainsi littéralement l'air du bâtiment à la source même de son renouvellement !
Notons que les fabricants s'intéressent de près aux risques encourus par les utilisateurs, et ont mis sur le marché des matelas munis de voiles de protection réduisant l'émission de fibres dans l'environnement. Par ailleurs les chimistes se penchent sur des compositions minérales dont la biopersistance dans les poumons seraient moins élevées... (1999)

Quelques conseils:
Quand aucune disposition particulière n'a été prise à la mise en place de ces isolants, traitez l'ensemble des raccords entre poutres et panneaux de plafonds, rampants, murs, avec un joint en phase aqueuse passé à la pompe. Cette précaution élémentaire évite qu'en cas de courant d'air ou de mise en forte dépression de l'intérieur du bâti par des vents extérieurs, les fibres ne viennent polluer l'ambiance intérieure... Avant de travailler avec la laine de verre ou de roche, lisez l'encadré suivant.

A MANIPULER AVEC PRECAUTION...

Si vous décidez de remplacer dans les zones accessibles votre laine minérale par un autre isolant (voir nos conseils plus loin «REAMENAGER»), prenez les précautions suivantes lors de l'enlèvement:
- ventilez au maximum; humidifiez légèrement l'isolant par pulvérisation
- portez un masque P2 pour fines poussières et des lunettes de protection
- mettez des gants et portez des vêtements larges mais bien fermés
- roulez ou empilez les panneaux isolants sur le lieu-même
- mettez-les dans de grands sacs poubelle en polyéthylène (non polluant) que vous fermez soigneusement, et évacuez-les.

La ventilation: trop oubliée !

Savez-vous que nous «consommons» chacun en moyenne 12 000 litres d'air par jour ?!

Beaucoup de nos maisons et lieux de travail sont nettement sous-ventilés. Un renouvellement d'un volume d'air par heure doit y être considéré comme un minimum vital ! Nous l'avons vu précédemment, nos murs, dalles et toits devraient pouvoir RESPIRER, être transparents au cycle naturel de l'AIR, tout en régulant les apports, bien sûr ! Mais lorsque les matériaux de construction sont trop imperméables (béton vibré, bardages métalliques, PVC, polystyrène, polyuréthane, pare-vapeurs étanches en polyane ou aluminium, papiers peints plastifiés, etc...), les échanges ne sont plus possibles entre l'intérieur et l'extérieur, et on doit par conséquent être très vigilant...

L'ensemble du volume de renouvellement sera alors à assurer par un balayage continu et régulier d'air neuf. Plus de 80% des bâtiments sur lesquels je suis intervenu en diagnostic présentaient de graves déficiences à ce niveau. «J'aère de temps en temps en ouvrant largement mes fenêtres !» me dit-on souvent. Croyez bien que c'est très insuffisant: ouvrez-vous pendant cinq minutes *toutes les heures*, de jour comme de nuit, été *comme hiver* ? Si la réponse est non, pensez à faire réaliser une ventilation à flux constant.

On n'imagine généralement pas avant de l'avoir réellement vécu l'étonnant changement apporté par un assainissement de l'air ! Combien de personnes m'ont confirmé la régression, voire la disparition de leurs maux de tête, une

meilleure résistance physique, et un moral amélioré après les petits travaux de mise en conformité de l'ambiance sur ce point !
C'est pourtant évident ! En ambiance confinée, toutes les charges indésirables telles que poussières, fibres, polluants divers sont concentrées. On respire mal, on diminue automatiquement sa ventilation pulmonaire (action réflexe inconsciente), on oxygène moins bien à la fois son corps et son cerveau...
Les chiffres sont là, implacables: 2 fois plus de rhinites, 44% d'augmentation des décès dûs à l'asthme en dix ans... Alors, ventilons !

L'air neuf peut être amené par entrées d'air parasites. Celles-ci sont souvent suffisantes en périphérie des anciennes menuiseries (sans joints) et des caissons traditionnels de volets roulants. Des ouvertures spéciales doivent par contre être réalisées lorsque l'étanchéité du bâtiment est renforcée (fenêtres thermophoniques modernes, caissons étanches, etc...). Mais il ne suffit pas de faire *entrer* l'air neuf. Pour que le flux soit efficace, il faut permettre à l'air vicié de *sortir* ! Cette évacuation se fait alors de façon:
- naturelle, par dépression ou surpression en colonne d'air. Souvent, un conduit inutilisé sortant hors toit peut jouer avantageusement le rôle d'extracteur. Sinon, on le crée, tout simplement.
- mécanique, par extraction ou surpression motorisée, reliée à des bouches ou des grilles situées dans les pièces humides... Mais attention à la pollution électrique due au moteur, ainsi qu'aux vibrations et infrasons ! Eloignez l'appareil des zones de repos.

Notons que, contrairement aux idées reçues, un renouvellement d'air bien géré, lorsque les locaux sont occupés, ne cause que peu de dépenses supplémentaires de chauffage, car il permet d'éliminer l'humidité excessive et les impuretés de l'air qui, elles, sont «consommatrices de chaleur».

UNE VENTILATION CONVENABLE PERMET D'AMÉLIORER:

- *l'ionisation de l'air*
- *l'oxygénation des pièces*
- *l'évacuation des charges polluantes*
- *la régulation hygrométrique*
- *une bonne circulation des masses d'air permettant de mieux lutter contre les condensations en surface (taches humides, moisissures)*

Solutions, pour un bâtiment à isolation et étanchéité renforcées:
Vérifiez que les pièces sèches ou pièces principales (séjour, chambres, zones de travail) sont équipées de bouches d'arrivée d'air frais à débit autoréglable

(en cas de vent) ou hygroréglable (tient compte en plus de l'humidité). En général, ces bouches sont installées soit sur les cadres des menuiseries extérieures, soit dans les caissons de volets roulants, soit plus rarement directement dans les murs extérieurs. Dans un système à «double flux», l'air neuf est insufflé par des bouches en plafond. D'ingénieux échangeurs permettent de le réchauffer grâce aux calories extraites de l'air vicié, avant que ce dernier ne soit définitivement rejeté à l'extérieur... Rappelez-vous cependant que moins un air sera «trituré» par son passage dans des gaines ou à travers les pales d'un moteur, meilleure sera sa qualité biotique !
Pour les menuiseries à joints, une solution simple peut à la limite consister à éliminer le joint en partie haute des battants des fenêtres.

Les pièces humides: WC, bains, douche, cuisine, lingerie, laboratoires, etc... ne doivent pas comporter d'entrée d'air frais directe, mais sont à équiper de bouches d'évacuation hygroréglables en partie haute des murs ou en plafond. Sauf cas particulier, c'est l'air *en provenance des pièces principales* qui est ici extrait et rejeté vers l'extérieur.

La vérification ou la mise en place des entrées d'air et évacuations naturelles ou mécanisées (VMC de préférence en surpression) peut être confiée à un électricien ou un professionnel qualifié.
En cas de travaux de terrassement, il pourra être intéressant de réaliser un puits canadien pour l'amenée d'un air neuf tempéré par géothermie.

L'ionisation de l'air

L'air que nous respirons, principalement constitué, rappelons-le, d'azote et d'oxygène ainsi que de quelques gaz rares, est majoritairement composé de molécules neutres, c'est-à-dire équilibrées sur le plan électrique. Cet équilibre est manifesté au niveau atomique par la même quantité de charges positives au niveau des noyaux que de charges négatives portées par les électrons périphériques qui leur sont associés.
Or un facteur qui pourrait paraître insignifiant s'avère d'une importance fondamentale. En effet, certaines des molécules de l'air que nous respirons sont ionisées, c'est-à-dire électriquement chargées soit positivement, soit négativement. Cette charge s'observe à raison d'environ 1 molécule ionisée pour 10 millions de milliards de molécules neutres ! En fait, cette minorité de molécules s'avère biologiquement fondamentale pour le fonctionnement de nos cellules et de notre physiologie générale.
En effet, une action bénéfique est attribuée aux atomes ou groupes d'atomes

électrisés négativement, qu'on appelle en général les ions négatifs. Ce sont principalement des ions oxygène, encore nommés oxions. Ces oxions sont particulièrement actifs lors de nos échanges pulmonaires. En effet, un ion négatif suffit pour entraîner 80 molécules d'oxygène dans notre sang au niveau des poumons.
De fait, lorsque ces oxions sont nombreux dans l'air que nous respirons, notre ventilation pulmonaire est grandement facilitée et nous ressentons une délicieuse impression d'air cristallin très agréable à respirer, comme par exemple en montagne, alors même que le taux d'oxygène y est moins important qu'en plaine!

Les études d'Oliveiro et Bachmann ont montré que les ions négatifs agissent comme de réels catalyseurs au niveau des réactions biochimiques et des échanges cellulaires, ayant des retombées sur les augmentations du renouvellement cellulaire, la chute des facteurs de vieillissement, la résistance au stress et à l'effort, etc... Cette facilitation physiologique a des effets même sur nos capacités intellectuelles et notre vivacité d'esprit. Par ailleurs, certains travaux scientifiques ont montré la nette action antigermes des ions négatifs, c'est-à-dire leur faculté de stériliser l'ambiance.

La teneur en oxions dans l'air que nous respirons est en fait un marqueur de la vitalité de l'ambiance. Malheureusement, nous l'avons vu, les développements de notre société industrielle ont généré un certains nombre de dysfonctionnements amenant à un surdosage en poussières, en pollutions chimiques et en champs magnétiques, électriques et électrostatiques de diverses origines, entraînant en corollaire une nette chute de la quantité des ions négatifs contenus dans l'air de nos villes et même des bâtiments dans nos campagnes. Or, de nombreux rapports de recherches sont éloquents. Tchijewski et Kianitki ont montré que la réduction à zéro de la quantité des molécules ionisées négativement dans l'air respiré par des animaux les fait mourir en quelques jours...
Lors des analyses courantes que j'ai eu l'occasion d'effectuer, j'ai pu constater combien les effets d'une mauvaise ionisation de l'air sont systématiques. L'enquête sur place auprès des occupants montre dans ces cas une quasi généralisation des impressions de fatigue chronique, d'asthénie, de difficultés respiratoires, de gorge sèche, et également de fréquents maux de tête.

Qu'est-ce qui dénature l'ionisation de l'air ?

Parmi les facteurs essentiels qui affaiblissent la qualité de l'ionisation de notre ambiance, je voudrais citer les causes actives suivantes: les périodes naturelles de pleine lune, de nouvelle lune et d'équinoxe, ainsi que les quelques heures qui précèdent les orages. Une humidité excessive de l'air, les brouillards

(en 1940, le «fog» londonien a tué 4 000 personnes) ou les vents très secs (le foehn par exemple) sont également défavorables à une bonne ionisation. Les pollutions et poussières industrielles, les fumées (cigarettes, poêles et cheminées mal réglés), les radiateurs et appareils électriques domestiques et industriels, les ventilations mécanisées et la climatisation, les gaines et échangeurs métalliques ou plastiques, se comportent comme autant de pièges à ions négatifs. Citons également les tubes cathodiques tels que ceux de nos téléviseurs ou nos écrans ordinateurs qui souvent restent par ailleurs électriquement actifs encore quelque temps après leur extinction (le temps que le tube haute tension se décharge)...
Quant aux matières à éviter, les isolants artificiels utilisés pour nos sols, murs et plafonds (polystyrène, polyuréthane, mousse de PVC) ainsi que les revêtements de sols plastiques, les moquettes et rideaux synthétiques, et d'une manière générale tous les aménagements électrostatiques arrivent en tête de liste !

Ce qui favorise l'ionisation négative

Les rayons cosmiques, les ultra-violets, la radioactivité naturelle des roches, les orages (près de 10 éclairs par seconde en permanence sur notre globe), sont des facteurs de production naturelle d'ions négatifs. A ces sources fondamentales, nous devons ajouter l'action des plantes qui, par la photosynthèse, transforment l'énergie lumineuse en éléments nutritifs et libèrent des ions oxygène dans l'atmosphère.
La pulvérisation de l'eau, produit des gouttelettes émettant des ions au contact avec les solides sur lesquels ils retombent (effet Lénard); c'est d'ailleurs à proximité des cascades d'eau (peu minéralisée) que l'on retrouve les taux d'ionisation les plus importants dans la nature.
L'action triboélectrique du vent sur les aiguilles de pin qui par frottement, émettent des charges négatives libérées dans l'atmosphère est un autre facteur important de production naturelle d'oxions. Cet effet dit «Corona», existe également pour les herbes et les arbres à feuilles pointues.

Les appareils ioniseurs

Certaines ambiances cumulent un nombre de facteurs dévitalisants si importants et si difficiles à gérer que la mise en place d'appareils artificiels correcteurs s'avère une des solutions possibles les plus accessibles. Dans ce cas, bien que représentant un pis-aller (surenchère technologique!), une telle installation reste néanmoins envisageable sous certaines conditions:
- vérifiez si la qualité de la fabrication assure une production courante de l'appareil en ozone et en oxyde d'azote réduite au minimum (< 0,02 ppm)
- préférez les appareils possédant un système de filtration pour les odeurs, les germes et les poussières. Un air très poussiéreux en ambiance

électriquement polluée augmente l'assimilation des poussières par l'organisme, surtout si la personne concernée est chargée positivement, ce qui est généralement le cas
- disposez l'appareil à un minimum de 1,50 m du corps, car les champs électromagnétiques émis par le transformateur et la très haute tension de l'appareil sont sources d'effets secondaires polluants indésirables
- ciblez les périodes d'utilisation de l'appareil en fonction des réels besoins de l'amélioration de l'ambiance, selon les activités et l'utilisation du local
- dans la chambre à coucher, ne surdosez pas la production d'ions négatifs qui inhibent la production de sérotonine, hormone associée au sommeil. Préparez l'ambiance de la chambre à coucher en faisant fonctionner l'appareil pendant quelques heures en fin d'après-midi uniquement.

<u>COMPORTEMENT DES ATOMES ET MOLECULES DE L'AIR</u>

Atome ou molécule	*Comportement*	*favorise un air :*
NEUTRE 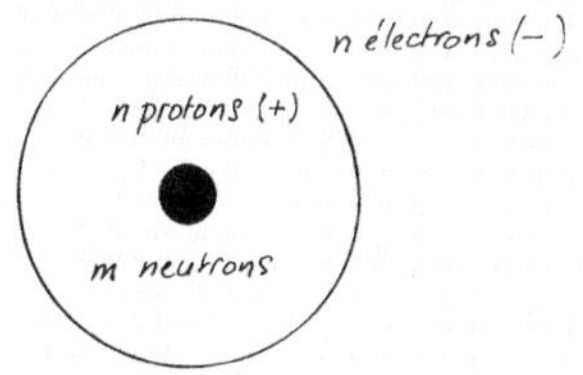	*Stable.* *Peu actif sur le plan électrique. La plus grande partie des molécules de l'air sont de ce type «équilibré».* *Une énergie apportée peut casser cette neutralité, par exemple:* *- ionisation par rayonnement UV, X* *- électrisation (effet corona)*	*Neutre*
ION POSITIF 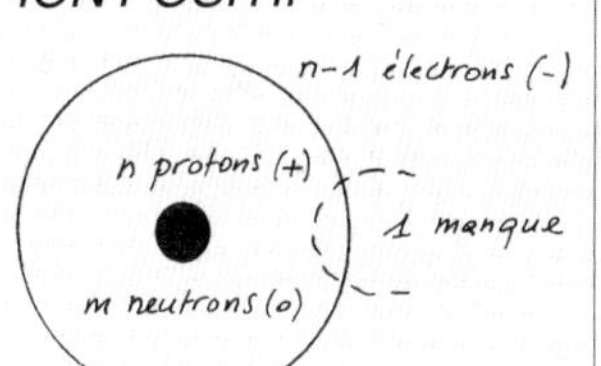	*Instable.* *Aura tendance pour se rééquilibrer à fixer un électron libre, ou, à défaut, à s'associer à d'autres atomes pour une mise en commun de leurs électrons respectifs.*	*Lourd, dévitalisé*
ION NEGATIF 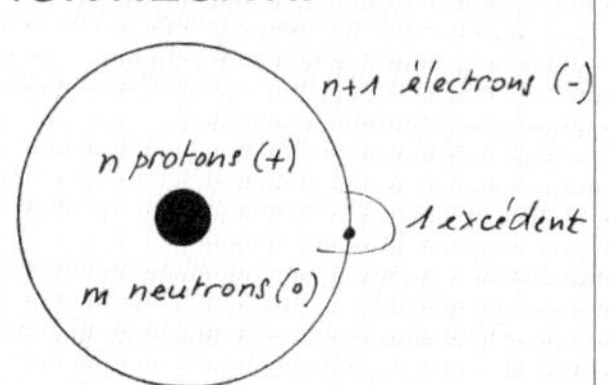	*Très instable.* *Cherche la neutralité en fournissant rapidement son électron disponible à un groupe d'atomes. Ces derniers acquièrent une nouvelle autonomie et/ou sont plus réactifs (échanges favorisés).*	*Léger, revigorant*

Figure 42

COMMENT FAVORISER LA PRODUCTION D'IONS NÉGATIFS NATURELS ?

Les solutions naturelles sont bien entendu nettement préférables à la production artificielle d'ions négatifs. Voici quelques idées allant dans ce sens:

- équipez une partie des baies vitrées, surtout en façade sud ensoleillée, avec des vitrages simples. Ceux-ci sont en effet plus transparents aux ultra-violets solaires bénéfiques et producteurs d'ions négatifs. Des volets isolants pourront compenser la perte de chaleur dans le courant de la nuit en hiver, ou les excès d'apports en été
- à l'extérieur du bâtiment, si vous disposez d'un bout de terrain, paysagez en favorisant les plantations, surtout les arbres à feuilles pointues et tout particulièrement les conifères dans l'axe des vents dominants. Cette ambiance extérieure est fondamentale pour la qualité ionique de l'air pénétrant dans l'habitation. Tenez compte de la taille adulte des arbres dès leur plantation (ensoleillement).
- assurez un bon renouvellement d'air dans les pièces de vie
- équipez les zones de jour et de travail avec des bacs garnis de plantes à feuilles pointues, cactus et petits conifères décoratifs
- une fontaine intérieure à jet ou en cascade pourra être extrêmement bénéfique, surtout si elle fonctionne à l'eau pure, qui peut être jusqu'à cent fois plus productrice d'oxions qu'une eau très minéralisée
- la flamme d'une bougie est un bon régulateur d'ambiance également par sa capacité à produire des ions négatifs en périphérie de la flamme. Préférez les bougies écologiques produisant très peu de poussières (imbrûlés)
- privilégiez les isolants, les habillages - moquettes, revêtements muraux, tissus d'ameublement, rideaux - non électrostatiques (voir chapitre concerné).
- prenez une douche plutôt qu'un bain !

Un certain nombre d'autres facteurs liés à la qualité de l'air sont en relation directe avec l'ionisation de l'ambiance: hygrométrie de l'air, pollution et toxicologie chimique, ventilation, chauffage. Tout se tient !

LA GESTION DE LA TEMPERATURE

La régulation de la température est une préoccupation constante et légitime.

Indépendamment de la source d'énergie utilisée, dont nous reparlerons, on peut tempérer selon deux principes très différents: la convection et le rayonnement.

Le chauffage par convection:

Ce système est basé sur une source de chaleur très ponctuelle à très haute température. On chauffe l'air, qui monte, se refroidit au contact des parois de la pièce, puis redescend et vient se réchauffer en partie basse de l'appareil chauffant, créant un circuit d'*air chaud*. Cette circulation naturelle peut éventuellement être forcée par ventilateur incorporé à l'appareil chauffant.

Le principe cumule un certain nombre d'inconvénients:
- la température de l'air n'est pas un facteur déterminant de confort
- la source de chaleur étant ponctuelle et très chaude, l'air est «brûlé» et dévitalisé
- les poussières sont en constante migration dans l'habitat, favorisant la fixation des toxiques et leur inhalation, et augmentant les risques de réaction allergique
- les ions légers (oxions) sont piégés ou détruits
- la température n'est pas homogène, et on constate la présence d'une bulle froide au centre des pièces, et d'un dôme de chaleur en partie haute
- les flux de convection donnent une impression de courant d'air.

A son crédit: le convecteur électrique est d'utilisation très souple et l'installation en est peu coûteuse.
Certains systèmes consituent, sur le plan biotique, de bonnes évolutions de ce type de chauffage, grâce aux technologies des résistances en ampoules sous vide qui de plus diminuent pour certaines d'entre elles la consommation de courant.

Le rayonnement chaud:

Il s'agit des ondes infra-rouges dont on ressent directement l'effet sur les cellules thermo-sensibles de notre peau. C'est la chaleur la plus agréable, celle qui est la plus proche du rayonnement solaire. Elle provient d'un corps chaud agissant comme source, de préférence à situer latéralement.

Son efficacité est soumise à des règles importantes:
- la pièce doit être capable de réponse, soit par réflexion d'onde ou effet miroir (à éviter), soit par effet de masse thermique qui stocke et rediffuse la chaleur
- si le rayonnement de l'appareil ou du mur diffuseur placé en face de celui-

ci ne parvient pas à atteindre certaines zones, celles-ci peuvent être désagréablement froides.

Le système de chauffage par radiateurs fonctionne à la fois selon les deux principes précités, et consiste en un compromis acceptable. La taille généralement modeste des corps de chauffe oblige, lorsqu'il fait froid, à faire circuler de l'eau à température assez élevée, ce qui augmente l'effet de convection au détriment du rayonnement.
Par ailleurs, au-delà de 60°C, l'air est dévitalisé, ayant perdu la très grosse partie de ses ions utiles.

Les plafonds et les sols rayonnants à résistances électriques noyées émettent des champs magnétiques ELF, très polluants. Ils sont à éviter. Si c'est votre seul moyen de chauffage, coupez-le au moins pendant votre sommeil !

Le chauffage par eau chaude dans le sol est acceptable dans les pièces de jour ou les zones de travail, sous certaines conditions: l'installation doit être réalisée sur le principe de la très basse température, et reposer sur un isolant naturel ou électriquement neutre (liège par exemple). Il est en effet, malgré les techniques actuelles, encore mal toléré par une part non négligeable de la population. Il est à éviter en zone de nuit.

Voici une histoire qui illustre, bien à propos, l'importance du choix des matériaux et des technologies de chauffage.

Il y a quelques années, je fus appelé par mon ami Jean-Jacques Leitz, architecte d'intérieur, au «chevet» d'une grande malade, la chapelle d'un couvent. Depuis quelques mois, celle-ci était l'objet des plus grandes inquiétudes: les murs, voûtes et plafonds, revêtus de magnifiques polychromes, noircissaient de façon totalement anormale...
De fait, lorsque j'entrai dans l'édifice, accompagné de la Mère Supérieure, j'eus du mal à distinguer les décors, tant ils étaient voilés par une couche noirâtre et uniforme.
Une petite enquête m'apprenait que ce phénomène s'était déclaré brusquement quelque temps auparavant. Je m'enquis des travaux qui avaient été effectués dans la chapelle aux alentours de cette période, et la Mère Supérieure m'énuméra un certain nombre d'ouvrages d'entretien... ainsi que la mise en place d'un chauffage par le sol.
Réalisé très «classiquement», cet ensemble chauffant était composé d'une double couche de polystyrène, de relevés périphériques isolants, et d'une chape armée noyant des tubes en polyéthylène, dans lesquels on faisait circuler de l'eau tempérée en provenance de la chaufferie. Diagnostic ?

L'eau chaude circulant dans les tubes arrachait par frottement, et ce sans discontinuer, des électrons à l'ensemble de cette chape flottante qui, isolée du reste du bâtiment, se saturait ainsi de charges électriques positives. Les charges arrachées s'évacuaient tout naturellement à travers la mise à la terre des tubes métalliques de la chaufferie située dans le bâtiment annexe ! Résultat ?

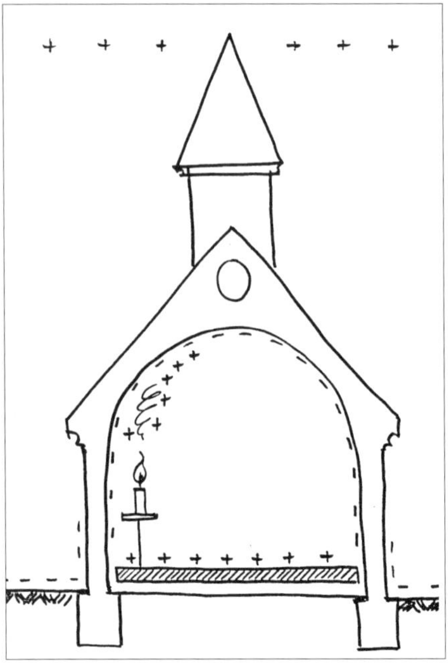

La chapelle se transformait en un énorme condensateur, dont les charges étaient inversées par rapport au champ électrique naturel: un sol positif, des murs et des plafonds parfaitement négatifs bien ancrés à une superbe prise de terre par leur liaison de fait à de grosses fondations de pierre conductrice.

Ainsi, les poussières électriquement positives issues du brûlage permanent de quelques dizaines de cierges étaient-elles littéralement attirées par les parois et plafonds, refusant de retourner sur le sol électropositif !

Les charges de même signe se repoussent, celles de signe opposé s'attirent ! Solution ?

Figure 43

Je proposai d'améliorer la ventilation du bâtiment, et de faire négativer le sol par une mise à la terre des armatures de la chape. Simple et... efficace: je reçus quelques mois plus tard un gentil mot de remerciement de la Mère Supérieure qui, fièrement, m'annonça que, depuis la thérapie et le grand nettoyage qui avait suivi, l'on ne brûlait dans la chapelle plus que des cierges écologiques !

<u>Nos recommandations complémentaires:</u>

- Soyez donc particulièrement vigilant quant au respect de nos conseils indiqués au chapitre «ionisation de l'air». Evitez les stores, aménagements et revêtements en PVC
- Pour ce qui concerne les radiateurs, il est toujours préférable de faire poser des panneaux «basse température», de grande surface d'émission, améliorant le rayonnement au détriment de la convection
- L'amélioration de l'isolation du bâtiment, en particulier en toiture (fig.44),

sur les façades non ensoleillées, et de préférence en face externe des murs, peut faire diminuer sensiblement les besoins en calories, ce qui améliore considérablement le facteur confort, grâce à:
** une température d'émission plus basse des corps chauffants*
** une réponse «chaude» des murs (diminution de l'effet de paroi froide).*

L'idéal reste le poêle de masse ou le coeur chauffant situé au centre de la construction, lorsque la forme de celle-ci est suffisamment compacte et que les sols et parois sont capables d'un minimum de régulation thermique (matériaux denses).

Figure 44 - Les défauts d'isolation d'un toit se repèrent dès les premières neiges !

Toxique, votre chauffage?

De nombreux polluants, tels le tristement célèbre CO2, responsable entre autres du réchauffement de l'atmosphère, sont émis lors de la combustion des matières carbonnées. On constate aussi la présence de beaucoup de poussières dans l'ambiance intérieure des bâtiments lorsque les foyers de brûlage (bois et charbon surtout) sont peu étanches ou que les éléments d'évacuation des fumées sont de mauvaise qualité ou mal entretenus.

Le bois rejette en moyenne 100 000 grammes/gigajoule de CO2, mais en absorbe autant lors de la croissance de l'arbre. Le résultat est donc équilibré. Du fait de son caractère renouvelable, c'est donc un combustible que l'on pourrait taxer d' écologique, sous réserve d'une gestion rigoureuse de la forêt... et de la valorisation de ses déchets ! Bien entendu, dans les zones à forte concentration urbaine, le problème reste posé.

Le bois et le charbon émettent par ailleurs des toxiques tels que des aldéhydes ou des benzènes, ainsi que des HAP (hydrocarbures aromatiques polycycliques) qui sont des cancérigènes potentiels car ils se fixent sur les poussières et finissent ainsi par atteindre nos tissus pulmonaires. Ces polluants, au même titre que le tabagisme actif ou passif, potentialisent les effets cancérigènes des microfibres telles que l'amiante ou celles issues des laines minérales. Par ailleurs, les poussières polluées peuvent également devenir un support pour les descendants du gaz radon.

Les fumées issues de la combustion du gaz naturel et du fioul contiennent respectivement 500 fois et 50 fois moins de poussières que celles du bois ou du charbon. Ces poussières pourront être diminuées par *rebrûlage des fumées* (chaudières à double combustion et à haut rendement), et par *filtration* des reliquats avant leur rejet dans l'atmosphère.

Les poêles, les chaudières à pétrole et à charbon émettent également le dioxyde de soufre (SO2), qui est une impureté issue du combustible. 75% du SO2 atmosphérique est dû justement aux combustions. Notons qu'une amélioration de 50% de ses valeurs dans l'atmosphère a été obtenue en 10 ans grâce au filtrage des fumées industrielles. Ce toxique a participé au smog londonien qui, en 1952 par exemple, a été à la base de 4 000 morts en quatre

jours, par atteinte du coeur et des poumons. Il est particulièrement dangereux pour les bronchitiques chroniques et les asthmatiques. Dans ses recommandations, l'OMS propose un maximum de 125 microgrammes par mètre cube/jour.
Selon JMP le Chapellier, les pierres calcaires, la chaux, et à un moindre degré le plâtre, dépolluraient l'air en continu, en particulier en ce qui concerne le SO2. Je pense qu'il en est de même pour la terre crue...

Le gaz naturel et le pétrole quant à eux émettent beaucoup d'oxyde d'azote; la mauvaise étanchéité des appareils de chauffage peut être à la base de fuites de ce dangereux composé (Nox), induisant des réactions physiologiques telles que les dyspnées, des infections respiratoires chez les enfants et une favorisation des réactions d'asthme, surtout lors de pollutions de pointe.
Précisons que dans les cuisines mal ventilées, on peut mesurer assez couramment jusqu'à sept fois plus que les limites fixées par l'OMS, qui sont de 400 microgrammes par m3 et par heure en pollution ponctuelle...

Le cas du monoxyde de carbone

Ce polluant est reconnu comme la première cause de mortalité par toxiques en France. On trouve son origine dans les substances carbonnées présentes dans l'ensemble des combustibles tels que le bois ou le fioul, le charbon ou le gaz. Il se développe principalement lorsque la combustion est incomplète et que l'oxygène est insuffisant dans le corps de chauffe. Des fuites de CO sont d'autant plus dangereuses qu'elles sont inodores et que ce gaz est incolore.
Rappelez-vous que l'alerte peut être manifestée par des maux de tête, des vertiges, des troubles digestifs, une impression de fatigue. Lors de l'inhalation, le CO se fixe sur l'hémoglobine du sang et fait baisser la distribution d'oxygène dans l'organisme. Ces effets peuvent avoir une atteinte complémentaire sur le système nerveux central et le coeur.
L'OMS en fixe une valeur limite de 100 microgrammes/m3 sur une durée de quinze minutes et dix fois moins si la durée de la pollution se fait sur huit heures.
Les cas de décès par intoxication de CO en France, avoisinnent tristement et régulièrement les 400 chaque année !

Nos conseils:
Faites procéder à la vérification très régulière de tous vos appareils tels que chaudière, cuisinière, four, chauffe-eau, chauffages d'appoint et veillez à une excellente qualité de la ventilation *de vos locaux. Eh oui, encore elle!*

Attention au bistre dans votre cheminée...

Si vous chauffez au bois, il est essentiel de prendre un certain nombre de précautions élémentaires. Que de feux de cheminée pourraient être ainsi évités.

En foyer ouvert, le tirage est tel, et les fumées sont si chaudes que les risques de dépôts anormaux sont relativement réduits. Ce n'est pas le cas lorsque le foyer est fermé: poêles, chaudières, inserts permettent de régler la combustion... pour le meilleur et pour le pire.
Car moins il y a de tirage, plus il reste d'imbrûlés dans les fumées... qui sont moins chaudes: un effet boule de neige (passez-moi l'expression !) induit alors un risque très augmenté de dépôts de paquets de poussières noires extrêmement inflammables !

Quant au conduit, s'il est mal isolé et que les fumées ne parviennent pas à le chauffer dans sa masse, sa paroi intérieure va condenser sous l'effet du froid. La suie dans ce cas se mélange à l'eau de condensation pour former du bistre, à l'origine de taches noires sur les habillages du conduit, et dont l'odeur piquante, très persistante, est parfois insoutenable. Lorsqu'il s'accumule, ce mélange ressemble à du goudron, et peut s'enflammer dès qu'il a atteint une certaine température...

Les solutions:
- chargez avec des bûches courtes, ouvrez l'arrivée d'air et faites flamber: vous aurez aussi chaud qu'avec du bois plus long en combustion «étouffée», vous polluerez moins, vous éviterez bistre et amas de suie, ... et ferez des économies !
- privilégiez tout ce qui, autour du corps chauffant, peut augmenter l'effet d'inertie thermique: sol en pierre ou en carrelage, parois et murs minéraux formant masse capable d'accumulation-restitution de chaleur (régulation naturelle)
- isolez le conduit dans les zones non chauffées qu'il traverse (double parois ou panneaux de fibre de roche + plaque de plâtre antipoussière par exemple) et en souche de toiture. Autre solution: le chemisage complet de la cheminée par un spécialiste
- faites ramoner régulièrement le conduit et *l'appareil de chauffage.*

Et la climatisation ?

Les plus beaux exemples de climatisation naturelle sont très logiquement à chercher... dans les pays chauds ! Au nord de l'Afrique et au Sahara par exemple, les habitats sont enterrés, groupés, creusés dans le relief; les murs sont très épais, les ruelles étroites, la couleur des parois côté extérieur est claire, l'orientation et la taille des ouvertures est étudiée... Tout y concourt à une excellente régulation naturelle de la température.

Bien sûr, nos actuelles tours de verre ont du mal à se comporter de manière supportable, *été comme hiver.* Dans un cas, c'est la fournaise, dans l'autre... le frigo ! La climatisation artificielle, dans ces situations extrêmes, rentre dans le processus de cette fameuse «surenchère technologique» que nous décrions.

> *Le confort viendra toujours de la température des masses en présence plutôt que de celle de l'air.*

On se souvient des épidémies de légionellose dues aux appareils de réfrigération dont certains organes étaient devenus de vrais bouillons de culture dans lesquels se développaient des millions de bactéries, qui finissaient dans les poumons et le sang des personnes séjournant à proximité. Cette dangereuse maladie est actuellement moins fréquente, depuis que des règles sanitaires très strictes sont observées pour l'installation et l'entretien de climatisation par air pulsé.
Mais à la sortie des humidificateurs, des micro-moisissures restent encore souvent, selon le Dr Stupfel de l'Académie des Sciences de New-York, la cause d'infections de la gorge et des yeux, de troubles respiratoires, d'images nodulaires sur les radiographies...

Quoi qu'il en soit, le piégeage des ions légers, la prolifération des clusters et amas de poussières, les surpressions localisées, les gradients inégaux de température et chocs thermiques, les variations hygrométriques, les infrasons et autres bruits de fonctionnement, etc... sont autant de problèmes expliquant pourquoi, malgré tous les efforts techniques réalisés, les installations de climatisation artificielle par air pulsé restent à l'origine de nombreux malaises.

COMMENT TEMPÉRER NATURELLEMENT EN ÉTÉ:

- faites entrer l'air frais en façade nord si possible, et par des ouvertures situées en hauteur, afin de faire retomber l'air en «parapluie». (l'air froid est plus lourd que l'air chaud)
- ouvrez en partie haute pour évacuer l'air chaud côté sud.
- installez des stores-toile ou à lamelles côté extérieur du vitrage.
- faites coller des films pare-soleil spéciaux, mais uniquement dans des zones ciblées où les solutions de stores sont inapplicables (fenêtres triangulaires, trapézoïdales, rondes...), car le filtrage restera aussi en hiver
- aménagez l'extérieur avec du végétal: arbres, vigne vierge en façade, pergola si le niveau le permet.
- au sol, préférez le gazon au pavage en façade sud et ouest. Une simple jardinière de fleurs est efficace devant une fenêtre ensoleillée, mais il faut s'en occuper !
- à l'intérieur, le carrelage ou le linoléum naturel seront plus adaptés que la moquette...
- installez de grands bacs à plantes, une petite fontaine...
Il y a mille et une solutions joignant l'utile à l'agréable, chez soi comme au bureau ou à l'atelier !

Les acariens, ... pas très ragoûtants !

Ces parasites peuvent devenir un véritable fléau (fig.45). Microscopiques, ils se nourrissent de poussières organiques, squames de peau, cheveux, etc... présents dans les tissus épais, les draps, les couettes.

Ce sont en fait les déjections des acariens qui sont allergènes et qui induisent chez les personnes sensibles ce que l'on nomme couramment l'allergie aux poussières de maison, affection pénible et difficile à traiter.

Les acariens, il est bon de le savoir, se développent dans des conditions bien particulières:
- en plaine et zones de faible altitude
- dans un air humide en permanence

- en présence de moisissures qui participent au cycle digestif des acariens (au-delà de 75% HR)
- dans les pièces très chauffées
- lorsque l'endroit manque de lumière naturelle

La réponse classique:

Lorsque vous êtes sensible aux acariens, on vous propose généralement de vous équiper de couvertures, couettes, oreillers, sols et revêtements muraux en matières synthétiques. Cette solution, devenue une «réponse-standard», est tellement anti-biologique que même les acariens n'y survivent pas !

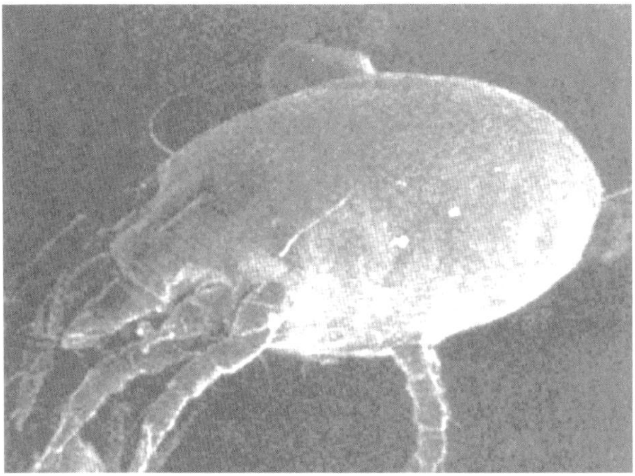

Figure 45 - Vue d' un acarien au microscope électronique

Mais que deviennent les êtres humains, baignés dans une telle ambiance de synthèse ? Le respect de quelques principes simples permet de lutter contre ces parasites sans détruire la biocompatibilité de votre propre environnement.

<u>ACARIENS: MENEZ-LEUR LA VIE DURE !</u>

- éviter une hygrométrie de la pièce trop élevée (HR < 70%)
- assurez un renouvellement d'air d'environ 1 volume/heure
- ne surchauffez pas (au-dessus de 17°C, les acariens prolifèrent)
- exposez au soleil direct les tapis et autres pièges à acariens (coussins, couettes, draps, couvertures, nappes en tissus, etc...)
- évitez les moquettes et tissus muraux, surtout dans les chambres à coucher
- laissez entrer largement le soleil dans la pièce, si possible fenêtre ouverte: les UV solaires inactivent en effet les allergènes des acariens
- aérez la literie à la fenêtre (deux fois 2 à 3 heures de bain de soleil par semaine suffisent)
- ne mettez pas de plantes dans la chambre à coucher.

LE BRUIT

Le bruit s'est, en quelques années, taillé la part du lion dans nos préoccupations environnementales.

Il arrive très largement en tête dans tous les sondages sur les facteurs stressants objectifs de notre cadre de vie !

Les limites du supportable

Ce que l'on nomme couramment «onde sonore» est en fait un phénomène lié à des «trains de pression d'air», dont les vagues se déplacent à intervalles de temps plus ou moins long, déterminant la *fréquence du son* .
Nos oreilles sont capables de percevoir des trains d'ondes sonores allant environ de 20 jusqu'à 20 000 pressions par seconde (ou Hertz). Certaines fréquences sont perçues quasi universellement comme «désagréables» (cyclomoteur mal réglé par exemple, grincements et autres grésillements d'origines variées...). Leurs effets sur la santé sont alors redoutables, car ils atteignent directement notre sensation de bien ou de mal être.
L'intensité ou force de la pression du son joue elle aussi un rôle important. Elle est mesurée en décibels - dB -, pondérés selon les perceptions physiologiques de l'oreille humaine - dB(A) -. Des bruits trop intenses seraient à la base de près d'un tiers des problèmes auditifs de la population.

Les bruits prolongés:

Voici quelques repères que nous utilisons lors de nos travaux d'analyses pour des bruits continus:
- 30 dB(A) seuil du confort dans la chambre à coucher
- 55 dB(A) bruit gênant, mal accepté la nuit
- 85 dB(A) bruit dangereux (seuil OMS)
- 130 dB(A) douleur

Les bruits ponctuels:

Dès 50 dB(A), les bruits ponctuels se révèlent perturbateurs pour le dormeur. Sachez également qu'un bruit très court (inférieur à une seconde) ne permet pas à l'oreille de réaliser son adaptation-réflexe. Ainsi, les bruits impulsifs forts sont considérés comme très dangereux (explosions, détonations, claquements).
Je recommande généralement une prudence extrême lorsque ce type de nuisance accompagne la journée de travail, et qui plus est la nuit de sommeil!

Sachez aussi que, à l'instar de tous les autres facteurs stressants, les bruits subis la journée prédisposent à une nuit agitée ! Ceci montre toute la difficulté d'évaluation des influences de la pollution sonore, qui doit être considérée dans son aspect global sur l'ensemble de la période jour + nuit.

Comment se protéger du bruit ?

La meilleure stratégie consiste à réduire le bruit à sa source. Malheureusement, dans bien des cas, cette méthode s'avère très limitée, voire impossible; il faut alors se rabattre sur des techniques consistant à poser des écrans et/ou des absorbeurs dans notre environnement... ou à porter un casque spécial le jour, et des boules insonorisantes dans les oreilles la nuit !
Enfin, après ce travail préalable, en cas de persistance des troubles, les bruits résiduels pourront faire l'objet d'une démarche d'acceptation psychologique.

Les bruits extérieurs

Les zones les plus sensibles sont les sites urbains, les quartiers industrialisés et les rives des voies de transport (routes, trains, avions). La réduction à la base de ce type de bruits est souvent délicate, et dépasse la plupart du temps la latitude d'action du particulier. Il s'agit là de choix impliquant des décisions de la collectivité dans le sens global du terme.
En ce qui concerne le bâti existant soumis à ces agressions, la réduction de l'impact sonore intérieur peut se faire par la mise en oeuvre de techniques

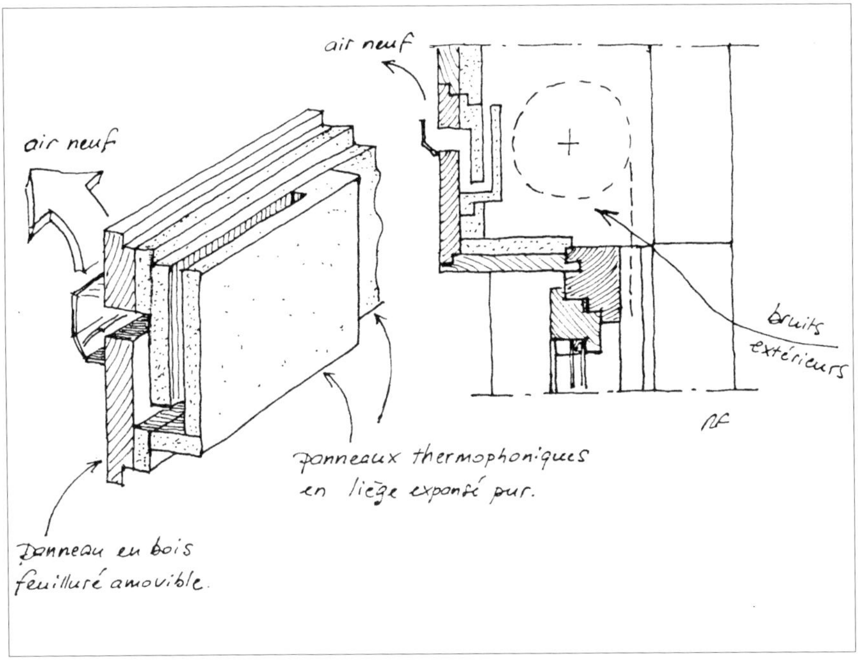

Figure 46

diverses, plus ou moins lourdes financièrement.

En façade:

On peut faire réaliser un doublage complet en laine de bois ou en panneaux de liège expansé pur. L' isolant peut être protégé par enduit avec un crépi armé d'un voile de fibre de verre ou par une façade en pierre ou en bardage naturel. Attention: le polystyrène n'est, encore une fois, pas adapté du tout: il se comporte comme une caisse de résonance, et aurait plutôt tendance à amplifier les sons qu'à les absorber !...
Un habillage côté mur intérieur sera également efficace, mais à un degré nettement moindre, en raison des «ponts phoniques» dûs aux murs et dalles touchant la façade.
Par ailleurs, les absorbants minces posés côté habité seront efficaces pour éliminer les résonnances face aux bruits intérieurs, mais n'auront pratiquement aucune efficacité pour réduire la pollution sonore d'origine extérieure.
La multiplication des matières, et tout particulièrement l'alternance paroi dense/paroi absorbante est efficace. Un parement en panneaux de FERMACEL sur isolant en bois feutré par exemple se comporte aussi bien en mur qu'en sous-face de toiture.

Et vos ouvertures ?

Les fenêtres sont souvent de véritables «trous» favorisant le passage des bruits. Elles sont considérées comme le point faible n°1 d'une façade au niveau acoustique. Le plus efficace consiste, lorsque cela est possible, de faire poser des doubles fenêtres (deuxième menuiserie posée en avant de celles existantes). Si la qualité des cadres le permet, on pourra également, avec une efficacité moindre cependant, faire remplacer le simple vitrage existant par un double vitrage, ou faire carrément poser des fenêtres neuves de bonne qualité (en bois ou bois + alu par exemple), équipées de joints.
Le «survitrage» qui consiste à ajouter une vitre complémentaire sur les cadres ouvrants existants est d'un rapport qualité/prix généralement très discutable, tout au moins sur le plan phonique.
Toute fente, toute ouverture libre, tout passage d'air non traité spécifiquement est un point faible, et laisse passer les bruits très facilement.
A ce titre, les coffres de volets roulants situés en façade bruyante doivent faire l'objet d'un calfeutrement systématique de tous les joints et fissures. Un isolant de type absorbant phonique (liège expansé par exemple) permet de réduire l'effet de résonance du caisson.
Le flux d'entrée d'air peut être géré à travers un système de piège à son, dont un exemple très simple est proposé en illustration (fig.46). Certains fabricants proposent également des bouches de ventilation à absorption phonique, qui

peuvent venir compléter l'isolation du caisson lui-même.

Clôture isolante:

A plusieurs occasions, j'ai été amené à proposer comme mesure de protection complémentaire, lorsque le bâtiment dispose d'un peu de retrait, la mise en place d'un mur de clôture plein d'une hauteur suffisante (minimum 1,80 mètre), associé à un portail en bois massif épais non ajouré et en forme de cannelures. Ce dispositif s'est avéré remarquablement efficace pour réduire l'impact des bruits de circulation routière, jouant du même coup le rôle d'amortisseur de vibrations mécaniques transitant par le sol....

Des solutions d'avenir?

Lorsque la réduction du bruit à la source n'est pas possible, que les aménagements anti-bruits s'évèrent inefficaces... que faire ?
Des chercheurs se sont récemment penchés sur une solution originale: créer un contre-bruit. Un système baptisé «Aérojet» a fait l'objet d'études très sérieuses... montrant à la fois l'intérêt de cette voie de recherche et la grande difficulté d'adaptation de cette technologie aux cas concrets très diversifiés rencontrés hors laboratoire ! Affaire à suivre...
Notons que nous avons encore une fois là un bel exemple de surenchère technologique: tâchons d'éviter la guerre «bruiteurs - anti-bruiteurs», qui nous promettrait une belle cacophonie !

Les bruits intérieurs

La pollution sonore au travail:

En milieu professionnel, sur le plan de la sécurité et du confort acoustique du personnel, les ateliers et sites industriels en général sont étroitement surveillés. Cependant, j'ai eu l'occasion de le constater, certains bureaux peuvent présenter couramment des niveaux sonores élevés, réellement gênants à plus ou moins court terme pour les employés. Les sources sont très diverses, liées aussi bien à des claquements de portes, portillons, tiroirs, des bruits de moteurs, de soufflerie, des conversations parfois amplifiées, des impacts de machines à écrire, imprimantes, ordinateurs et autres photocopieurs...
Pour le maintien de bonnes conditions de *travail intellectuel*, le seuil limite devrait être fixé autour de 50 dB(A) en bruit courant, avec un minimum de bruits exceptionnels dits «de crête» à maintenir autant que possible sous la barre des 80 dB(A).

<u>BRUITS INTERIEURS EN AMBIANCE DE TRAVAIL: LES STRATEGIES GAGNANTES:</u>

- insonorisez les portillons de meubles
- huilez les charnières, graissez les roulements des tiroirs
- choisissez un mobilier de préférence en bois
- préférez les fermetures à gongs-ressorts
- évitez les systèmes à aimants de contact (claquement à chaque utilisation)
- équipez les portes de joints isophoniques
- mettez des patins de feutre sous les chaises et fauteuils
- disposez les machines les plus bruyantes si possible en zone ciblée à l'écart des postes de travail, et encoffrez-les dans des capots insonorisants
- faites vérifier régulièrement les moteurs et mécaniques de toutes sortes présents dans l'environnement de travail
- lors du remplacement des machines, intéressez-vous à leurs performances acoustiques
- disposez des cloisons absorbantes (matières souples, surfaces perforées) aux endroits sensibles
- évitez d'une manière générale les grandes surfaces lisses et dures aussi bien pour les sols, les murs, les plafonds, le mobilier
- informez (et formez) tout le personnel qui, par une multitude de petites attentions de tous les instants, peut, tout en maintenant son efficacité, réduire de façon importante la pollution globale, surtout en ambiance de promiscuité.

<u>Du bruit chez vous ?</u>

En zone d'habitation, les plaintes viennent le plus souvent et très logiquement des appartements situés en immeubles collectifs. On supporte toujours mieux ce qu'on génère soi-même que ce que les autres nous imposent. Tout cela est très naturel.

Les causes les plus couramment citées lors de mes analyses ont été, par ordre, décroissant:
- claquements de portes, volets, porte de garage, etc...
- impacts de pas au-dessus ou en mitoyenneté
- impacts de cuisine, bruits d'écoulement, de chauffage, de moteurs
- bruits de conversation, musique, TV voisine.

L'amélioration de l'ambiance acoustique doit s'intéresser plus que jamais à

la source. On sait en effet que les parois massives et tout particulièrement le béton forment une assez bonne protection au bruit (effet de masse), mais que des fréquences d'impacts, de claquements, ou certaines basses fréquences émises par exemple par des moteurs, ou encore des rythmes de musiques émises par des chaînes HIFI ou TV, se *transmettent* très bien, utilisant la continuité de la structure du bâtiment pour se propager loin de sa source.
Bien que souvent situés en-deçà des seuils fixés par les normes, surtout dans les immeubles récents soumis à vérification et utilisant des principes de correction (chapes flottantes, désolidarisation des murs, ...), ce type de bruits gênent pourtant encore de nombreuses personnes, fragilisées par l'accumulation des stresseurs.

<u>Voici quelques solutions qui se sont avérées très efficaces en site privé</u>, alors que de diverses tentatives d'amélioration s'étaient révélées infructueuses auparavant:
- pose de caoutchoucs isophoniques ou de feutres autocollants dans les feuillures des cadres de portes intérieures des appartements de tout l'immeuble
- graissage des volets, mécanismes de portes coulissantes, portes sectionales
- pose de glissières en caoutchouc sur les coulisses des volets, fenêtres et autres portes de garage...
- mise en place de patins en caoutchouc entre les moteurs et leur support, entre les appareils ménagers et le sol
- pose de moquette sur feutre, de parquet flottant (efficace chez le voisin du dessus pour les bruits de pas!)
- mise en place d'un faux-plafond dans les pièces humides (salles de bain, WC, cuisine) avec gaines de ventilation isolées à doubles parois, reliées au conduit d'extraction mécanique ou naturelle
- manchonnage des conduites et gaines techniques avec des absorbants acoustiques (liège expansé, laine de coton, bois feutré)
- fixation des tuyauteries avec des colliers à caoutchouC
- pose de portes pleines avec joints isophoniques formant écran entre les parties bruyantes (zone de jour, communs, sanitaires) et les points de repos ou les chambres à coucher
- dialogue constructif entre voisins pour la réduction des bruits à la source, et la détermination d'horaires consensuels

Quand tout a été fait... acceptez les bruits résiduels: il en restera toujours !
En effet, en état de «stress dépassé», nous développons une hypersensibilité aux facteurs extérieurs. J'ai souvent constaté dans des appartements situés en immeubles collectifs par exemple, que les plaignants, inconsciemment, étaient littéralement à l'affût du moindre son, pour, d'une certaine manière,

«nourrir» leur sensibilité exacerbée au bruit. Cela se guérit très bien par des techniques telles que la sophrologie, l'écoute du corps, ou des psychothérapies douces comme la biosynergie par exemple... Cette démarche est d'ailleurs efficace pour tous les autres «stresseurs» de l'habitat, à titre de thérapie de soutien.

En résumé,

POLLUTION SONORE: QUE FAIRE ?

- s'attacher à démasquer les causes du bruit et les réduire au maximum à leur source

- interposer si possible des écrans entre l'origine du bruit et l'utilisateur

- amortir l'onde acoustique (côté source) par des brise-onde (plaques perforées, panneaux gaufrés) ou par des matières absorbantes feutrées (liège expansé, bois feutré...)

- apprendre à accepter les bruits résiduels

LES MASSES METALLIQUES

Une masse métallique n'est jamais anodine, et modifie toujours plus ou moins l'ambiance d'un lieu.

Force est de constater qu'elle se comporte souvent comme un amplificateur de singularités géophysiques et de pollutions diverses...

Vos appareils ménagers et vos machines

La plupart de nos appareils ménagers et électroménagers sont fabriqués à base d'alliages ferreux et ferromagnétiques. Ces métaux ont la particularité de se comporter comme des aimants dont la polarité s'inverse par rapport au champ inducteur magnétique dans lequel ils sont placés. Ainsi, une barre de fer doux va se «polariser», et présenter son pôle Sud du côté du pôle Nord du champ ambiant, et l'inverse à son autre extrémité. Rappelons à ce sujet que, dans votre boussole, le côté marqué en bleu ou en rouge s'orientant vers le Nord de notre planète correspond au bout Sud de l'aiguille !

Nos lave-linge, réfrigérateurs, congélateurs, chaudières, cuves à fioul en acier, boîtes et bidons, tubes d'aération, étagères métalliques, poutrelles, armatures, garde-corps en fer forgé et j'en passe, vont, selon les principes d'induction précités, modifier de façon plus ou moins importante le champ magnétique naturel, et causer parfois des inconforts aux habitants stationnant dans leur entourage ou à leur aplomb (même à un autre étage).

Nos conseils:
- évacuez les objets et appareils inutiles
- placez les autres en zone non singulière, et hors de l'aplomb des points de repos
- vérifiez leur bonne mise à la terre.

Vivez-vous au-dessus du garage ?

Outre les effets décrits ci-dessus, sachez qu'après utilisation d'une voiture, il est courant de noter de fortes charges électrostatiques au niveau de la carrosserie ! En fait, tous les «engins» ou autres appareils électriques et/ou métalliques, tels que les voitures, vélos, motos, tondeuses à gazon, etc..., peuvent avoir une influence sur la qualité vitale des zones situées à proximité ou au-dessus.

Les solutions possibles:
Dans tous les cas, si la voiture est située sous l'habitation (et en particulier sous la chambre à coucher), on prendra les dispositions suivantes:
- garez si possible le véhicule de telle sorte qu'il ne soit situé ni au droit

d'une perturbation tellurique, ni juste sous une zone de repos
- équipez-le d'au minimum deux barrettes de décharge électrostatique (vendues en grande surface ou chez votre garagiste)
- prenez l'habitude de le brancher à la terre grâce à un fil souple avec pinces crocodiles reliant un quelconque endroit du châssis à un élément au potentiel de terre.
A propos de ce dernier point, il est arrivé plus d'une fois à mes clients de démarrer sans penser à déconnecter leur «mise à la terre», causant quelques menus dégats dont ils se seraient bien passés ! Depuis, je conseille de préférence d'ouvrir le capot et de brancher la pince crocodile sur le pôle (-) de la batterie: la mise à la terre est excellente, et tant que le capot reste ouvert, on ne risque pas de partir sans débrancher le fil !

Grillages et autres grilles... de vraies antennes !

Un autre phénomène est à considérer avec attention: les éléments conducteurs, et tout particulièrement les grilles et tubes en acier, mais aussi en cuivre, laiton, aluminium, se comportent comme des capteurs d'ondes radioélectriques aussi bien artificielles que d'origine tellurique. Ils vont ainsi amplifier les multiples fréquences d'accord correspondant à leurs divers composants... parfois dans des bandes très nettement antibiologiques.

J'avais réalisé dans la banlieue de Strasbourg une analyse complète d'une belle bâtisse du début de siècle, à la demande d'un couple qui souhaitait l'acquérir. Une fois le diagnostic réalisé, j'expédiai comme d'habitude aux intéressés le rapport d'étude revêtu des nombreux conseils adaptés. L'achat fut conclu avec le vendeur. Peu après, j'eus le plaisir de me voir confier une mission d'ingénierie biotechnique pour les travaux de transformation, qui furent menés sous mon attentive surveillance dans la lettre et l'esprit de la Biologie de l'Habitat.
Quelques semaines après l'emménagement, je reçus un coup de fil m'informant qu'une bizarre sensation empêchait le couple de se reposer efficacement dans leur chambre à coucher toute neuve. L'accumulation de la fatigue devenait de ce fait réellement préoccupante.
Je rappelais à ces personnes que l'aménagement du mobilier et autre ustensiles devait, au même titre que les précautions prises pour les travaux de rénovation que nous avions menés, faire l'objet d'une attention particulière quant à leur positionnement. Nous prîmes immédiatement rendez-vous pour une vérification.

A mon arrivée, après un rapide contrôle en périphérie du bâtiment, je demandai

à visiter le sous-sol. J'y découvris un amas d'objets, et à un endroit précis, une pile de grilles métalliques pliables pour cave à vin, disposées en vrac à même le sol. Un rapide repérage montra que ce stock d'objets se situait partiellement sur une zone qui avait été indiquée lors de mon analyse comme singulière par une suspicion de faille. L'aplomb de celle-ci avait été soigneusement évité pour l'implantation de la zone de couchage deux étages plus haut ! Mais ce stock de grilles venait à réaliser une sorte de «pont» entre l'aplomb des lits et la singularité tellurique...
Je procédai à quelques vérifications de biotonicité des personnes au niveau de leur lit, puis proposai d'enlever ces grilles, ce qui fut fait sur le champ. Quelle surprise de constater un net changement de réponse de la tonicité musculaire. Quant à la qualité des nuits, elle confirma sur le long terme l'efficacité de la solution.

Enroulements métalliques = prudence !

Je me dois de vous relater ici une autre histoire tout aussi étonnante, montrant encore une fois l'intérêt du travail en équipe pluridisciplinaire.

Monsieur U. et son fils, tous deux agriculteurs, allaient, sur les conseils de leur médecin, consulter un dentiste spécialisé en occlusodontie, le Dr Désiré Ohlmann. Le père et le fils développaient l'un et l'autre des pathologies de l'articulation de la mâchoire (ATM) et de la statique. Une petite enquête apprit au praticien que Madame U. était décédée quelques mois plus tôt d'un cancer. Quelques tests effectués en cabinet firent suspecter des causes exogènes chez Mr U. père. Ce diagnostic fut étayé par la quantité invraisemblable de «casse» dans la bouche du patient. Quelques nuits lui suffisaient pour briser un dentier ou une gouttière ! Cet homme, décidément, devait mal dormir ! Malgré l'insistance de son dentiste il ne se décidait pas à consulter un spécialiste de l'habitat.

C'est le médecin de famille qui fut à l'origine du déclic: il suspectait lui aussi une géopathie nocturne, mais chez le fils d'une trentaine d'années. Celui-ci souffrait atrocement du dos, au point que toute activité physique lui était quasiment impossible. Après des semaines d'infructueux traitements, le médecin déclara au fils U. que toute orientation ou décision thérapeutique (et tout particulièrement chirurgicale !) était à éviter tant qu'un diagnostic de l'habitat ne serait pas réalisé.
Cette conjonction de conseils décidèrent le père et le fils à me confier l'analyse biotique de leur maison d'habitation. Une surprise de taille m'attendait, qui m'a conforté dans la démarche systématique et multicritères que j'ai adoptée dès le début de mes activités, et qui s'est enrichie de mille expériences depuis.

En faisant le tour du bâti, je détectai deux zones singulières sous la forme de bandes d'une largeur respective de 50 cm et de 80 cm à peu près, qui se confirmèrent au sous-sol. Ces linéaments d'origine tellurique traversaient le bâtiment de manière presque parallèle, et à 2 m50 d'intervalle environ. Au rez-de-chaussée, je constatai un léger décalage des zones, que j'attribuai à la dalle munie de porteurs métalliques. Les indications que je portai sur le plan firent sursauter Monsieur U. père. L'emplacement du lit de sa regrettée épouse paraissait, selon mes tracés, bien inadapté. Quant au sien, il ne valait guère mieux... C'est quand je montai dans les combles, où le fils avait aménagé sa chambre à coucher, que les choses se corsèrent ! Lorsqu'à cet étage la détection montra à la fois un élargissement des singularités et un déplacement de leur axe, j'en perdis mon latin ! Je décidai de ne pas quitter cette maison tant que je n'aurais pas au moins un début d'explication. J'allais être servi au-delà de mes espérances !
Je travaille toujours sur des plans à l'échelle et réalise mes tracés, étage par étage, sur des feuilles polycarbonate parfaitement transparentes. L'une des zones actives repérées au niveau du terrain d'assiette du bâtiment et dans le sous-sol correspondait à l'aplomb exact du mur porteur contre lequel était appuyé le lit du fils deux étages plus haut.
Cette configuration est généralement privilégiée, la structure jouant le rôle de «drain». Un simple décalage de la tête du lit eût été en principe nécessaire. Or une zone stressante, confirmée très nettement par les tests de réactivité biologique, s'étalait depuis le mur vers le lit jusqu'à 1 m50 de largeur, enserrant l'ensemble du tronc du jeune homme lorsqu'il était couché. Je m'enquerrai de ce qu'il y avait *derrière* ce mur: on m'apprit que c'était un grenier, ce dernier niveau n'ayant été aménagé que partiellement.
A ma demande, une personne se rendit alors de l'autre côté; elle dut repasser par les niveaux inférieurs pour y accéder. Nous pouvions, en parlant suffisamment fort, communiquer à travers cette paroi. J'étais resté dans la chambre afin de pouvoir vérifier les éventuelles modifications de la qualité de l'ambiance, et demandai à la personne de déplacer au fur et à mesure les gros objets métalliques éventuels qu'elle trouverait dans le grenier, près du mur.
Je l'entendis déplacer de lourdes machines et vérifiai à chaque fois: pas d'amélioration notable. Je retrouvai toujours cette incroyable largeur de bande singulière... quand soudain, l'ambiance se transforma radicalement.
«Stop! criai-je, qu'es-tu en train de faire ?»
Il y eut un grand rire, suivi du bruit d'un objet qu'on fait rouler. C'était réglé !
Je vérifiai les réactions biologiques de mon client: impeccables.
De retour, la personne partie en «éclaireur» nous apprit qu'un gros rouleau de fil d'acier, utilisé pour le montage des houblonnières, était stocké *contre le mur*, juste sur la zone singulière détectée au sous-sol. Ce tore métallique,

dont le diamètre avoisinait le mètre, placé dans un champ de rayonnement particulier d'origine tellurique, agissait à la fois comme une antenne, un vecteur de forme et un circuit oscillant de fréquence anti-biologique, et en modifiait ainsi la nocivité et la portée.
Dès lors, je proposai au fils de laisser son lit *au même endroit*, les seules modifications à apporter étant d'ordre général, liées à la qualité de la prise de terre du bâtiment, à la ventilation et à la position de la table de la salle à manger...
Quant au père, dont la chambre se situait *sous* le grenier, de l'autre côté du mur à l'étage inférieur, le même conseil lui fut donné: pas de changement d'emplacement du lit. Les résultats ?
Chez le fils, les dorsalgies rebelles disparurent les jours suivants (!) comme par enchantement, et les dernières nouvelles, avec un recul de plus de cinq ans, m'apprennent qu'il fait depuis régulièrement des travaux de bûcheronnage en extra, et qu'il a repris le sport de compétition.
Le père, quant à lui, n'a plus cassé ni dentier ni gouttière, et grâce aux thérapeutiques dentaires, occlusodontiques et médicales devenues *enfin efficaces*, se porte bien.

Vos miroirs ne vous renvoient pas que votre image !

Les surfaces réfléchissantes semblent se comporter en regard de la santé des habitants d'une manière très particulière. En effet, si un miroir renvoie les ondes électromagnétiques lumineuses (ce qui nous permet d'y voir notre image lorsque nous nous y regardons), il a aussi la propriété de réfléchir un très large spectre de rayonnements: ultra-violets, infra-rouges, ondes radioélectriques, TV, et autres hyperfréquences.
D'autre part, un miroir est conducteur de champs électrostatiques et accumule aisément les charges, jouant le rôle d'un véritable condensateur.

Il semblerait par ailleurs que situé sur une zone tellurique singulière, il se comporte de manière assez similaire à ce qui précède. De nombreux constats et expériences m'ont amené à supposer que celui-ci renvoie les rayonnements correspondants selon des lois équivalentes à la réflexion des ondes lumineuses... et ce dans les deux sens, c'est-à-dire sur la face avant, mais aussi sur la face *arrière* !
A titre d'information, les feuilles en aluminium souvent utilisées pour l'isolation des combles sont autant de réflecteurs, que l'on retrouve également dans certains panneaux isolants à «pare-vapeur incorporé» (plâtre + laine de verre,

Monsieur F. se plaignait de façon anormale de maux de tête et de perturbations du sommeil depuis l'emménagement dans sa nouvelle maison. Il me demanda conseil.
Lors de ma visite, je m'arrêtai devant un grand miroir disposé contre la cloison de la salle d'eau attenante à la chambre à coucher concernée. Une partie de ce miroir «empiétait» sur une zone singulière. Par chance, cette glace coulissait latéralement sur deux rails en U placés en haut et en bas de l'élément. J'en profitai pour décaler le miroir, et testai Monsieur F.: réponse biologique parfaitement équilibrée !
J'avais à plusieurs reprises déjà constaté combien le positionnement des miroirs était important, et avais souvent obtenu de très bons résultats en modifiant leur emplacement ou en les éliminant purement et simplement. La suite de l'histoire du couple dont je viens de parler allait cependant confirmer ce diagnostic de façon étonnante...

J'appris plusieurs mois après cette intervention que Monsieur F. était tombé malade, devant rester alité plusieurs jours, ce qui ne lui arrivait jamais, même dans des périodes de travail intense. Il souffrait cette fois-ci de maux de tête, de fatigue généralisée et d'une méchante sinusite qui le terrassaient littéralement. Madame F. commençait à s'inquiéter quand une idée s'imposa à elle: le miroir ! Elle l'avait par souci d'ethétique remis à son ancien emplacement. Une petite réflexion lui confirma que la relation avec le problème de son mari correspondait parfaitement dans le temps. Coïncidence ? Elle se hâta de décaler le miroir à nouveau sans en parler au malade. Le lendemain, son mari se levait en pleine forme.

DE L'IMPLANTATION DES MASSES METALLIQUES ET REFLECTEURS

Il convient d'être très prudent quant à la mise en place de miroirs dans l'habitat. Evitez de les disposer dans les zones singulières relevées par l'analyse biotique.
La feuille d'alu, de plomb, de cuivre ou le miroir situés sous le lit (j'en ai vu beaucoup!) sont des «solutions» risquées . Préférez déplacer le lit ou changer l'aménagement des pièces pour vous installer dans un endroit plus favorable pour vous reposer...
Les appareils électroménagers, les éléments de mobilier métalliques et autres réflecteurs devront faire l'objet des mêmes précautions. D'autre part, que ce soit au sous-sol comme au grenier, on aura intérêt à ne pas conserver «de bric-à-brac» métallique inutile...

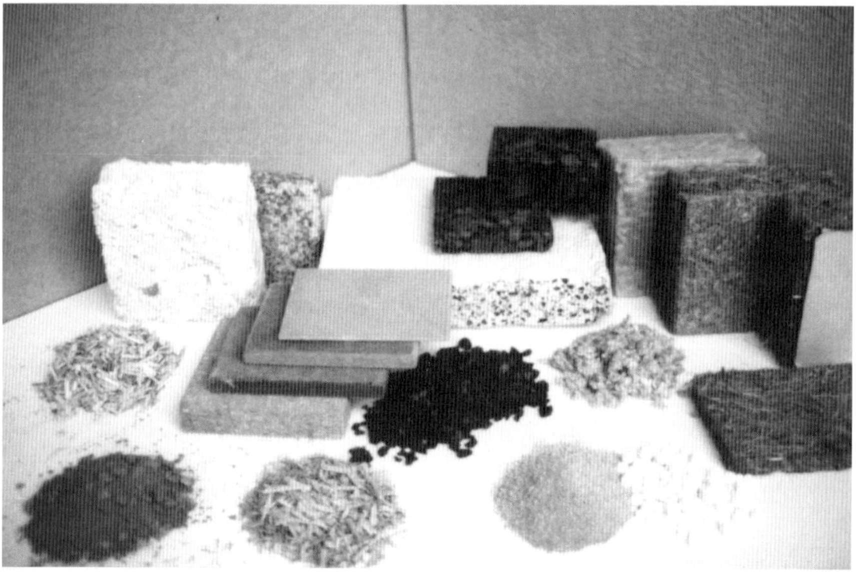

*Figure 47 - De nombreux choix s'offrent à ceux qui veulent habiller leur intérieur avec des matières et des composés naturels**

voir également le cahier de* ***fiches-produits* *en fin d'ouvrage*

REAMENAGER

Toute une série de possibilités s'offrent à vous en ce qui concerne l'amélioration de votre espace:

matériaux de correction, équilibrage des formes, réorganisation des zones d'activité et de repos...

Les matériaux

Ces matières qui nous agressent

Rappelons que les matériaux que l'on peut considérer comme suspects sont ceux qui se comportent comme des «stresseurs» biologiques, en particulier en regard des problèmes suivants:
- radioactivité (certains grès émaillés et faïences,...)
- pollution chimique (colles phénoliques, lindane, formaldéhyde,...)
- nocivité au feu (PVC et isolants synthétiques)
- propriété allergogènes (microfibres de silice, laine de verre,...)
- risques cancérigènes (fibres d'amiante,...)
- accumulation de charges (polystyrène, polyuréthane, PVC, revêtements de synthèse, ...)
- imperméabilité (plastiques, mélaminés, vinyles,...)

Les solutions naturelles:

On préfèrera toujours les matières issues de fibres naturelles:
- lin, laine, coton, jute, soie
- viscose, latex
- fibre coco, sisal, seagrass
- bois et dérivés naturels
- paille pressée, liège, etc...

Notons que les fibres d'origine animale (laine, soie, poils d'animaux) sont généralement électrostatiques, se chargeant positivement, alors que les fibres végétales sont neutres.

Les minéraux sont à choisir de préférence parmi ceux en équilibre physique à la surface du sol:
- argile, terre crue, terre cuite
- roche calcaire ou pierre coquillère, marbre,
- grès et conglomérats
- chaux et plâtre par extension
- ...

Dans tous les cas, veillez à respecter l'orientation et les polarités naturelles des matériaux mis en oeuvre, qui ainsi se conserveront nettement mieux, et vous apporteront leur pleine vitalité, celle qu'ils auront acquise dans leur biotope d'origine.

Quels isolants choisir ?

Privilégiez les matières perméables aux rayonnements biologiques. Si nécessaire, vous pouvez remplacer dans les parties accessibles l'isolant inadapté existant, par l'un des produits suivants:
- particules de chanvre stabilisé: CANOBIOTE, ISOCHANVRE, ...
- panneaux de fibres de coco: STROBA,...
- fibres de cellulose: WARMCELL, CELLISOL, ...PANNEAUX HOMATHERM
- laine de bois en panneaux: THERMISOREL, GUTEX, PAVATHERM,...
- laine de coton en rouleaux: ISOCOTTON,...
- laine de mouton stabilisée: ISO-LAINE, ISOWOLL,...
- liège pur expansé en autoclave (plutôt au sol) ou en granulés naturels blonds (murs ou plafond): CHOLVIN, LIEGEXPAN, ECOFA,...
- panneaux de roseaux: STROBA,...
- roche volcanique expansée: SIPERL, PERLITE, VERMICULITE, ...
- argiles expansées, argiles crues CLAYTEC etc...

A propos des habillages...

- Le bois naturel massif de différentes essences en panneaux, planches ou lambris est universellement apprécié pour ses nombreuses qualités
- En cas d'utilisation de panneaux agglomérés, attention aux émissions de formol irritant, allergène et mutagène. Demander la qualité E 1, bénéficiant d'un contrôle concernant la colle utilisée. Certaines fabrications ont un label BIO (garanti sans formaldéhyde)
- Les panneaux en latté ou multiplis qualité intérieure, contenant moins de colle que les agglomérés classiques, sont un compromis acceptable en général. La colle «marine» est également moins toxique.
- Par endroits, lorsqu'on voudra disposer de surfaces à tapisser, ou pourra mettre en oeuvre des plaques de plâtre composées à partir de gypse naturel ou mieux, des plaques à base de fibre de cellulose: FERMACELL ou PANTERRE.

... et des finitions:

En complément des bois, les revêtements peuvent être en:
- linoléum naturel: FORBO SARLINO, DLW,...
- liège pour murs ou parquet surcompressé:CHOLVIN, LIEGEXPAN,...
- sols et murs souples végétaux: sisal, coco, jonc de mer,...
- enduits de terre crue LANTER, CLAYTEC,... pigments naturels BOEHM,...
- terres cuites LANTER,... pierres naturelles sédimentaires etc...

Choisissez les enduits, glacis, peintures, laques, vernis, cires-résines et traitements du bois dans la gamme biologique: BIOFA, AURO, BIOPIN, ECOFA, LIVOS, MIRA, NATUREMAS, HOLZWEG,...

L'ensemble de ces matériaux, correctement mis en oeuvre, constituent un apport appréciable de vitalité au bâtiment.

L'étonnante action des formes

Dans la palette du rayonnement des énergies habitant notre espace de vie, se situent des vibrations très spécifiques, qui sont en principe réparties de façon homogène, et qui forment un champ indifférencié favorable à notre biologie.
Or, des études systématiques menées avec précision à la suite de constatations fortuites, ont montré que l'organisation de la matière et les organismes vivants sont sensibles à la configuration de l'espace qui les entoure. Certaines formes particulières, ont manifestement la propriété de diffracter, réfléchir ou concentrer de l'énergie, amenant des effets biologiques et physiques indiscutables. Si ces derniers peuvent s'avérer parfois très favorables à l'épanouissement de la vie, ils sont capables aussi, dans certaines conditions, d'être redoutablement destructeurs !

On rappellera simplement ici à titre d'exemple les étonnantes propriétés de la forme pyramidale, en particulier celle de Kéops en Egypte (hauteur = demi-périmètre divisé par pi). Ces caractéristiques ont été «retrouvées» vers 1935 sur des miniatures par le génial chercheur très anti-conformiste Alfred Bovis. Au centre de gravité de ces pyramides, la viande, les oeufs, les végétaux coupés se dessèchent sans se décomposer, les solutions biologiques se stérilisent, le fil émoussé des instruments tranchants se régénère sans autre intervention... Précisons que la matière composant la pyramide n'a aucune influence sur ses effets ! Par contre, ses *proportions*, dans lesquelles on retrouve (parmi bien d'autres) le fameux «rapport doré», ansi que son *orientation* (une des faces au nord) se révèle indispensable à l'obtention de bons résultats.

Les travaux des chercheurs français de Belizal, Chaumery et Morel ont apporté entre 1930 et 1960 une contribution décisive à l'ouverture d'une grande page inexplorée de notre réalité quotidienne. Ils ont montré que des configurations et dispositions, mais aussi les dimensions relatives des volumes et objets qui nous entourent, sont loin d'être anodins pour notre bien-être. Selon les cas, ceux-ci développent dans leur environnement et suivant des directions précises, des champs de forme selon deux phases opposées, qu'ils appelèrent par analogie «couleurs magnétiques» et «couleurs électriques». Parmi ces dernières, se trouve le dangereux «V-E» (vert négatif électrique), devenu tristement célèbre après les étonnantes expériences reproductibles décrites par ces auteurs, basées entre autres sur les effets des faces tronquées des demi-sphères et autres polyèdres...

Bien d'autres chercheurs, nous citerons par exemple Jean de la Foye, et plus récemment J. Ravatin, S. Hennemann, R. Montercy, poursuivent des investigations remarquables, à l'avant garde des nouvelles sciences...

Notons que ces vecteurs de forme, lorsqu'ils sont inadaptés, s'avèrent d'autant plus pernicieux qu'ils ne sont perçus objectivement que par des personnes naturellement très réceptives ou parfaitement entraînées à les détecter. Attention: ne pas «sentir, entendre ou voir» quelque chose ne signifie pas que cela n'existe pas, encore moins que cet élément n'aura aucune influence sur notre santé. Les exemples des pollutions radio-électriques, par rayons ultra-violets, ou encore radioactifs devraient suffire à nous convaincre de ce fait important...

DE LA BONNE GESTION DES FORMES...

D'une manière générale, sont bienvenus:
- les éléments curvilignes
- les formes pleines
- la symétrie la plus complète possible
- les compositions «douces»
Sont suspects et à éviter autant que possible, même pour de petits éléments:
- les angles aigus ouverts
- les dissymétries
- les formes «agressives»
- les éléments pointus dirigés vers les espaces de vie
- les sphères et polyèdres tronqués, surtout face à la «coupe».
Evitez par exemple la disposition des meubles rectangulaires en biais dans l'angle d'une pièce. Cette façon assez courante de placer un meuble «pour le mettre en valeur» génère sur les deux côtés un angle aigu entre meuble et mur... A l'inverse, un meuble conçu pour un angle, remplissant son volume de façon harmonieuse, sera très bien ressenti. Si le bâtiment lui-même comporte un ou plusieurs angles aigus ouverts, vous pouvez en diminuer les effets en les adoucissant grâce à un panneau de fermeture fixé face au coin, de mur à mur et du sol au plafond.

Pour une information plus complète dans ce domaine, on se reportera à la bibliographie en fin d'ouvrage.

Redistribuez vos espaces !

On positionne très souvent les meubles soit un peu au hasard, soit selon des critères très personnels liés à nos habitudes, à notre éducation, à «ce qui se fait». Fréquemment, bien entendu, la conception (position des portes, fenêtres, distribution des lampes et prises de courant) induit des fonctionnements «préférentiels», auxquels on se plie machinalement. Ce qui peut relever malheureusement parfois d'un manque de souplesse et d'ouverture d'esprit chez le concepteur, peut trouver aussi son origine dans des contraintes liées au programme du client, ou au fait que l'immeuble a été transformé ou a changé de fonction.

Quoi qu'il en soit, une fois toutes les données biotiques accumulées, il peut paraître difficile, voire impossible de positionner tout à la fois les activités sédentaires et les aires de repos... dans les zones préférentielles révélées par l'analyse. L'expérience montre que ce sont là, la plupart du temps, des idées fausses !

Je me souviens d'un entrepreneur du bâtiment qui m'avait demandé une entrevue à propos de sa maison d'habitation, dans laquelle une bonne demi-douzaine de «conseillers» divers étaient déjà intervenus. Cet homme souffrait de dorsalgies récidivantes, et son épouse n'avait pas passé une nuit normale depuis une douzaine d'années: insomnies aggravées de maux de tête quasi permanents.
L'étude géophysique et géomagnétique du terrain montra que de fortes singularités géologiques créaient des conditions disharmonieuses dans des zones très ciblées. Vérifiant les linéaments au sous-sol pour dresser la carte des vitalités du terrain d'assiette du bâtiment, je constatai qu'une bonne vingtaine de tresses de cuivre, arrangées en couronnes fermées de 30 centimètres de diamètre environ étaient suspendues au plafond... essais infructueux de rééquilibrage effectués par l'un des radiesthésistes ou sourciers déjà passés dans la maison. Un test de réactivité biologique révélant un stress important me confirma la mesure physique. Celle-ci montrait en effet que les éléments étaient parcourus de courants induits, l'ensemble agissant comme émetteur de fréquences dévitalisantes.
Toute tentative faite dans l'esprit d'aider autrui (je ne doutais pas que ce fût le cas ici), est à saluer. Toutefois, je crois très sincèrement qu'il faut être extrêmement prudent, et qu'on peut, avec les meilleures intentions du monde,

faire plus de mal que de bien. L'échec est cependant le lot de chaque chercheur; il fut le mien et le sera encore très certainement. Une bonne culture générale en Biologie de l'Habitat et une approche multicritères soignée, étayée par de nombreux tests, vérifications et d'un *suivi* par retour d'informations de la part des clients après l'analyse avec le maintien de bonnes relations, me paraissent fondamentales. Elles permettent de confirmer la validité des solutions proposées, et en cas de résultats non satisfaisants, d'éviter qu'une situation ne s'envenime. C'est surtout une manière *d'utiliser l'échec* éventuel pour appréhender un aspect inconnu et nouveau, permettant d'apprendre sans cesse et d'avancer réellement. La plupart des découvertes ont été faites comme cela. J'ai appris à être moins affirmatif et plus attentif.
Les gens ont parfois besoin d'être secoués; inconsciemment, c'est à la fois ce qu'il souhaitent et ce qu'ils redoutent, même si leur discours objectif est tout autre ! Dans le cas qui nous intéresse, tous ceux qui m'ont précédé, à travers leurs tentatives infructueuses, m'ont appris beaucoup de choses, et ont préparé ce couple d'une cinquantaine d'années à accepter des propositions différentes de celles qu'ils avaient entendues (et qu'ils *voulaient* entendre !) auparavant.
Après leur avoir prouvé par le travail préliminaire de détection que la position des zones singulières, mises en transparence sur le plan de leur chambre à coucher, correspondait *très exactement* aux parties du corps qui étaient malades, pour l'un comme pour l'autre, je leur proposai d'inverser la disposition de leur chambre à coucher. Protestation ! «C'est impossible, voyez vous-même !». Un magnifique placard-penderie intégré à huit portes ornait tout le panneau mural où je proposai d'adosser la tête du lit !
Je tins bon, et leur arrachai un accord pour l'essai suivant: ils allaient décrocher quatre portes pour garder un accès à la penderie, et disposeraient leur tête de lit tout contre pendant trois semaines. S'il n'y avait pas d'amélioration, ils réinstalleraient le lit à sa place d'origine et raccrocheraient les portes du placard. Le soir même, le changement fut effectué... et quelques jours plus tard, un coup de téléphone enthousiaste du mari m'apprenait que son épouse était littéralement transformée, disait à qui voulait l'entendre qu'elle n'avait jamais aussi bien dormi depuis douze ans, c'est-à-dire depuis l'emménagement dans leur maison. Lui-même se sentait beaucoup mieux. Inutile de préciser que ces gens ont trouvé le moyen de modifier leur chambre à coucher ! Un recul de six ans valide l'efficacité du changement.

De fait, lorsqu'il y a des aménagements quelque peu lourds à réaliser, j'ai pris l'habitude de proposer ce genre de test. Le mieux-être, s'il est confirmé, est de bon conseil. La motivation fait son office, et les occupants trouvent toujours une stratégie pour réaliser les modifications nécessaires, même si c'est par étapes successives. Calquer la distribution des espaces sur les opportunités

offertes pas les énergies naturelles du lieu est toujours un voyage très agréable qu'on a plaisir à effectuer.
J'étais intervenu en analyse dans le cabinet d'un couple de podologues. Sans tarder, ceux-ci avaient mis en application mes conseils d'aménagement. Une surprise de taille les attendait: depuis les modifications, sans discontinuer, les clients s'extasiaient sur les décors, les peintures, l'éclairage, les nouveaux papiers peints de la salle d'attente...
En fait, ils n'avaient *rien* changé d'autre que la position des sièges, que j'avais indiquée comme inadaptée! Soudain, le lieu se mettait à chanter; les gens, libérés du géostress, pouvaient enfin s'ouvrir aux décors qui étaient là, pourtant, depuis bien longtemps... leur relation au lieu se transformait totalement. Inutile de préciser que l'ambiance de travail s'est du fait beaucoup améliorée pour les thérapeutes.

La Nature propose, l'Homme dispose. S'il dispose en harmonie avec les énergies distribuées dans le lieu, il n'aura qu'à s'en féliciter ! Maîtriser les éléments, ce n'est pas lutter contre eux, mais utiliser leur spécificité pour servir notre bien-être. Il y a dans cette vision de la Biologie de l'Habitat une notion d'accompagnement qui prend là toute son importance. Les Orientaux ont compris cela depuis bien longtemps: ne pas lutter, mais accompagner la force, voilà la véritable sagesse !

Que la lumière soit !

On n'insistera jamais assez sur l'importance de la lumière sur notre santé physique et morale.
Cette relation est flagrante en milieu construit; les nombreuses mesures que j'ai eu l'occasion d'effectuer dans le bâti existant montrent que les zones de séjour et de travail sont très souvent sous-éclairées, en tout premier lieu par rapport à la lumière solaire naturelle.

ETES-VOUS BIEN «ÉCLAIRÉ» ?

Voici quelques valeurs de référence pour un éclairement correct:
- pièces annexes, passages: 50 à 100 lux
- coin TV, TV allumée: 50 à 100 lux
- travaux ordinaires d'atelier: 300 lux
- lecture, travail de bureau: 300 à 500 lux au poste même
- travaux de précision: 500 à 1 000 lux.
Vous pouvez vous procurer très facilement un luxmètre chez le photographe ou en grande surface.
Ce petit investissement ne sera pas perdu!

Ces valeurs devront, autant que faire se peut, être atteintes en lumière naturelle la journée; la nuit, les lampes prendront le relais !

Evitez les tubes fluo dont la lumière est fatigante et d'un spectre incomplet. Seuls les tubes «lumière du jour» TRUE LITE par exemple, ou encore BIOLUX-OSRAM, équipés de ballasts électroniques sont biologiquement bien acceptés. Ils sont vendus en magasins spécialisés.
Les lampes classiques à incandescence sont également une solution acceptable.
L'éclairage basse tension à halogène peut être envisagé à deux conditions:
- les lampes devront comporter une plaque de verre devant l'ampoule, afin d'éviter l'émission d'ultra-violets, surtout pour les postes de travail et zones de loisirs/lecture, etc...
- les transformateurs seront de préférence électroniques ou au moins blindés, et éloignés des zones de stationnement d'1m50 ou plus. Méfiez vous des lampes de bureaux dont le transformateur est souvent incorporé dans le pied, c'est-à-dire tout près de vous !

Attention: la luminosité d'une ambiance dépend énormément du degré d'absorption des sols, murs, plafonds, décors présents dans la pièce. En fait, la couleur d'un objet correspond à la radiation qu'il rejette quand il est éclairé. Le reste est absorbé; tenez-en compte !
Rappelons que certaines dépressions se guérissent très bien grâce à la photothérapie. Cette technique, utilisée sous contrôle médical, consiste à baigner le patient dans une ambiance fortement éclairée en lumière blanche, la durée d'exposition et la fréquence des séances étant bien entendu adaptées à chaque personne.

Mon ami Bernard Arditti, architecte à Manosque, me racontait récemment les problèmes de dévitalisation grave que subissait une dame qui vivait depuis des années dans une ancienne maison dont tous les vitrages étaient jaunes. Les couleurs semblent en effet, selon des études très sérieuses et de nombreuses observations, avoir une influence très différenciée sur notre santé selon la longueur d'onde considérée.
Le bleu détend et recharge en énergie, le vert apaise et repose, le jaune illumine et facilite le détachement, l'orangé égaie et démobilise, le rouge stimule et rend exubérant... Bien entendu, ce ne sont là que des éléments succints, qui militent néanmoins en faveur d'une grande prudence: la présence excessive de n'importe quelle couleur dans un environnement peut avoir des effets pervers !
La neutralité du blanc est généralement très appréciée, surtout si elle est pondérée par des touches colorées apportées par des décors bien choisis (pensez aux formes !).

On trouve aussi de très intéressantes solutions dans les tons pastels. Dans ce domaine encore une fois, de nombreux paramètres psychologiques individuels montrent que les choix des couleurs sont très personnels ...

Le poste de travail

La qualité de l'ambiance professionnelle est essentielle puisqu'elle nous accompagne une grande partie de notre vie active et environ 7 à 9 heures (et parfois bien plus !) par journée de travail. C'est, pour la plupart des travailleurs sédentaires, le point de stationnement prolongé le plus important après la chambre à coucher...

Les analyses que j'ai eu l'occasion d'effectuer en milieu professionnel, aussi bien en ateliers de production industrielle qu'en milieu médicalisé ou en secteur tertiaire (bureaux), montrent à quel point la prise en compte des aspects développés dans ce livre peut y être utile.
Il est d'ailleurs intéressant de constater que de nombreux clients qui avaient fait une première démarche d'analyse à domicile, ont poursuivi très peu de temps après en demandant un diagnostic de leur cadre de travail ! Précisons que c'est l'un des chapitres importants concernant les questions que je pose généralement lors d'une analyse à domicile: le milieu professionnel laisse des *traces* non négligeables.Les personnes montrent ainsi nettement le côté interactif qu'il peut y avoir entre leurs relations avec leur environnement privé et la qualité de la journée qu'ils viennent de passer.

Un directeur de cabinet comptable employant plus de cinquante personnes a fait procéder, après mon passage, à une redistribution complète des postes de travail. J'avais indiqué onze postes installés dans des zones inadaptées. Dix de ces postes correspondaient aux emplacements d'employés repérés de longue date par le directeur du personnel, soit pour des erreurs professionnelles (surtout en fin de journée), soit pour un taux d'absentéisme record pour cause de maladie ! Les frais engagés pour les réaménagements ont été vite amortis: moins d'erreurs, moins d'absents !
Cet exemple est révélateur, et nombre de responsables du secteur tertiaire ou de patrons d'usines ou d'ateliers de production seraient bien inspirés de s'intéresser de près à l'ambiance biologique localisée régnant au niveau de certains postes de travail. Pourquoi les accidents professionnels arrivent-ils si fréquemment au mêmes endroits... quelle que soit la qualité du personnel ? Les «lois du hasard» et autres «coïncidences malheureuses» ont bon dos...

Les précautions tout à fait habituelles que l'on doit prendre au poste de travail, et les recommandations usuelles liées au confort physique sont généralement bien prises en compte par la règlementation, les ergonomes et la médecine du travail. Par contre, et je le répète, tous les facteurs de santé et de qualité biotique de l'ambiance décrits dans cet essai sont essentiels et devraient être respectés, a fortiori dans tout cadre professionnel !

Les choses évoluent, et de plus en plus de responsables de grandes entreprises se montrent sensibles à cette approche. Certaines missions d'ingénierie-conseil pour des sites de production industrielle, par exemple à l'initiative de mes amis architectes Gilles et Charles Berthier de Paris, ont aussi souligné l'intérêt manifesté par l'ensemble du personnel pour notre démarche.

LE LIEU DE TRAVAIL IDÉAL !

- les bâtiments sont rendus transparents aux cycles naturels (respiration, transpiration, perméabilité aux biofréquences, hiérarchie des masses...)
- les postes de travail sont situés en zone équilibrée sur le plan tellurique.
- les matériaux en contact avec le travailleur sont antistatiques et privilégient les fibres naturelles
- l'ambiance électrique et électromagnétique est dépolluée par la pose de câbles blindés et la mise en place de condensateurs de déparasitage au tableau général sur les circuits importants. Une prise de terre efficace met au potentiel de terre les appareils, circuits et machines
- le niveau de bruit est faible
- l'air est bien renouvelé et si nécessaire dépollué et dépoussiéré; les appareils de chauffage et les éventuels climatiseurs sont bien entretenus
- la lumière naturelle du jour pénètre largement et les couleurs sont adaptées à l'activité, généralement des couleurs claires, et mates pour éviter les reflets indésirables.
L'éclairage artificiel est bien diffusé de façon homogène. Les postes spécifiques reçoivent un complément de lumière selon leurs besoins.

Le travail devant écran informatique

Voici quelques conseils utiles que j'ai été amené à donner lors de mes interventions, en particulier dans les bureaux, pour des postes de travail sur ordinateur, sur machines-outils informatisées, etc...:

Attention aux yeux !

Préférez les écrans à écriture sombre sur fond relativement clair, plus reposants pour l'oeil, surtout si vous passez régulièrement de l'écran à la feuille de papier. Les écrans polychromes actuels permettent de choisir la teinte du fond. Profitez-en pour la composer selon vos préférences.
Le haut de l'écran doit être environ à la hauteur des yeux. Restez à une distance minimale d'un bras tendu de l'écran. Celui-ci doit être placé perpendiculairement aux baies vitrées: face à celles-ci, vous serez ébloui; dos aux fenêtres, l'écran serait réflecteur et fatiguant à lire. On tiendra bien sûr compte des mêmes paramètres pour l'influence de la lumière artificielle.

Votre posture:

Installez-vous sur un siège réglable en hauteur. Certains opérateurs ne jurent que par l'assis-à-genoux; dans les autres cas, assurez un bon appui lombaire au niveau du dossier. Selon les besoins d'accès latéraux, le siège à roulettes et l'axe pivotant seront très appréciés. Un porte-documents réglable, placé à hauteur de l'écran, permettra d'éviter la surfatigue visuelle dûe à des distances de lecture trop différentes. Si vous travaillez longtemps face à l'ordinateur, installez un repose-poignet pour un bon confort musculaire et articulaire de vos mains et de vos bras. Le contact des mains avec du liège apporte en général une réponse biologique très favorable.

Les champs EM:

Installez un filtre complémentaire polarisant, assurant l'élimination des reflets fatigants pour l'oeil. Ce filtre, dont il existe de nombreux modèles valables dans le commerce, comportera un cadre métallique permettant d'évacuer les charges électrostatiques et les champs électriques 50 Hz grâce à un cordon de mise à la terre.
Nous avons évoqué d'autres protections dans le chapitre «Sources intérieures de radiofréquences et d'hyperfréquences».
Evitez de travailler à proximité immédiate d'un écran voisin (minimum 1,50 mètre). A titre d'information, sachez que certaines plantes placées trop près des tubes cathodiques jaunissent lorsqu'elles sont soumises aux champs magnétiques induits, plus intenses encore en faces latérales et arrière qu'à l'avant !
Veillez à ce qui se passe derrière la cloison si celle-ci est à moins d'un mètre de votre poste de travail.

Encore des plantes !...

Disposez à proximité de la zone d'activité un ou plusieurs bacs à plantes: les feuilles pointues des yuccas, ficus et les aiguilles des cactus ont curieusement montré leur capacité à rendre l'ambiance de travail plus supportable pour l'opérateur, constat fait à maintes reprises lors de nos analyses en milieu professionnel. Outre leur action bénéfique sur l'ionisation de l'air (voir plus haut), des effets complémentaires semblent se confirmer au fil des observations. Ceux-ci restent cependant à expliquer; quelques pistes à explorer concernent entre autres l'effet Corona, les résonnances d'antenne et autres «effets de forme» que j'ai évoqués dans les chapitres précédents.

<u>Le rythme de travail:</u>
Faites une pause toutes les heures (cinq minutes suffisent si on se lève et qu'on change de cadre). Evitez de travailler plus de quatre heures par jour sur écran. Si l'organisation du travail ne le permet pas, faites alors un arrêt plus long, de vingt minutes toutes les deux heures.

Cette liste n'est pas exhaustive, et bien sûr de nombreux facteurs complémentaires peuvent influer sur la qualité de vie dans les lieux de travail. Suite à nos conseils, certaines entreprises ont d'ailleurs obtenu d'excellents résultats en mettant à la disposition de leur personnel des salles de détente dont l'ambiance est particulièrement soignée sur le plan de la qualité biotique, avec jardin intérieur, fontaine, fond musical, etc... Les niveaux et la quantité des facteurs stressants dans notre environnement professionnel sont en constante évolution: je pense que ce type de réalisations se multipliera dans les années à venir pour le plus grand bien-être des employés. L'amélioration des facteurs d'ambiance a montré une facilitation certaine des relations entre les individus et au sein des équipes professionnelles, et une augmentation nette de l'efficacité générale de l'entreprise et de ses résultats. J'observe que les patrons qui ont accédé à ce niveau de vision globale de l'entreprise sont généralement ceux qui actuellement obtiennent les plus grandes parts de marché et l'atteinte la plus satisfaisante voire le dépassement de leurs objectifs !

Comment s'orienter pour mieux travailler et mieux dormir ?

Il existe quelques études effectuées à propos de l'influence que peut avoir l'orientation du corps des personnes sur leurs performances physiques d'une part, et sur leurs facultés de récupération d'autre part.

A Berkeley en Californie, des travaux universitaires ont montré que d'une manière générale, la tension artérielle est au plus bas chez les personnes couchées tête au nord.

Cependant, cette orientation qui favorise le repos est «concurencée» par celle qui consiste à s'allonger tête à l'est. Selon d'autres travaux effectués aussi aux USA, confirmés par une étude allemande sur des milliers de convalescents, ces deux orientations semblent donner des résultats similaires.

Dès 1844, Ch. de Reichenbach (découvreur de la paraffine et de la créosote) démontrait par des séries d'expérimentations statistiques sur des personnes de même tranche d'âge, puis tous âges confondus, que la qualité du sommeil paraissait meilleure lorsque l'orientation «tête au nord» était respectée.

A la même époque, le Dr Féré, spécialiste du système nerveux à l'hôpital Bicêtre de Paris, s'intéressait à la capacité de travail en relation avec l'orientation. Utilisant la technique de l'ergographe de Mosso, il montra que l'efficacité optimale était obtenue face à l'ouest (100%) ou à l'est (94%). Le travail face au nord atteignait le taux de 70%, et face au sud, il lanternait à 32% !

<u>En pratique</u> :
Placez-vous en site favorable et non pollué. Ce point est essentiel. Si l'on doit établir une hiérarchie, il est clair que l'orientation est un aspect secondaire, et n'est que la touche finale, la cerise sur le gâteau, lorsque les paramètres et impératifs du bâti et de l'utilisation du lieu vous *le permettent.*
Ce qui précède est valable dans tous les cas. Combien de chambres à coucher ont été, après analyse, réaménagées tête de lit au sud ou même à l'ouest, à la plus grande satisfaction des occupants... qui dans leur nouvelle orientation un peu moins «favorable», se reposaient tellement mieux qu'à l'aplomb de la superbe singularité où ils étaient installés auparavant, tête soigneusement placée au nord !

<u>QUAND LE CHOIX DE L 'ORIENTATION EXISTE:</u>

- *travaillez face à l'ouest ou à l'est*
- *dormez la tête au nord ou à l'est.*

Quoi qu'il en soit, faites vos propres tests. Le paramètre de l'orientation est à conjuguer suivant les autres facteurs environnementaux en présence, et la personnalité de chacun !

L'écologie de votre chambre à coucher

La chambre à coucher est l'endroit où tout doit privilégier l'équilibre, afin de garantir un repos sain et réparateur (fig. 48). Souvenez-vous que vous passez environ un tiers de votre vie dans votre lit !

Notons que la position couchée nous expose aux influences du lieu de façon singulière, pour deux raisons: la première, c'est que le corps est parallèle au sol terrestre et se retrouve face aux rayonnements qui émanent des éventuelles singularités telluriques caractérisant l'endroit du lit; la seconde, c'est que lorsque nous dormons, nous ne sommes plus capables de gérer avec la même efficacité les facteurs stressants liés au lieu, ayant perdu une grande partie des capacités de réaction (entre autres, la mobilité) dont nous disposons à l'état de veille...

Voici quelques règles fondamentales à respecter sur ce plan dans l'aménagement de votre chambre:
- placez vos lits dans des zones bien vitalisées
- veillez à préserver ces zones de toute perturbation artificielle supplémentaire, due en particulier aux éléments suivants:
. radio-réveil à quartz à la tête du lit
. meubles ou accessoires métalliques
. chaîne HiFi, radio ou TV constamment branchée (même de l'autre côté de la cloison!)
. fils électriques à même le sol, non blindés et non reliés à la terre
. lampe de chevet mal branchée (ampoule restant sous influence de phase). Nous conseillons l'utilisation d'interrupteurs bipolaires(réf LEGRAND N° 99600).
. matelas à ressorts métalliques qui, dans les champs magnétiques dûs au courant 50 HZ, se comportent comme des bobinages!
. variateurs électroniques (rayon du champ magnétique perturbateur de 1m50 à 2m50)

Il est toujours préférable, sur une dalle en béton armé, de ne pas dormir en contact direct avec le sol, afin que les échanges entre le corps et son environnement ne soient pas entravés, et se fassent également vers le bas (sommier à lattes sur piètement en bois, par exemple). Je conseille d'assurer un minimum de 40 cm entre le dessus du matelas et le sol en béton armé. Il en sera de même entre la tête du dormeur et une paroi de ce matériau.

A PROPOS DE VOTRE LITERIE:

Evitez:
- les lits à armature métallique
- les couvertures chauffantes
- les éléments à base de tissu ou mousse acrylique (le polyester peut rester un pis-aller) et qui ne permettent pas de bons échanges de l'énergie vitale du corps avec son milieu
- les sommiers et matelas à ressorts
D'une manière générale, préférez:
- les sommiers en bois naturel
- les matelas en mousse de latex ou en fibres biologiques
- les draps en lin ou en coton
- les couverures en laine
- les couettes et dessus de lit en plume ou duvet

Souvenez-vous que tout cela est à aérer et à exposer au soleil régulièrement !

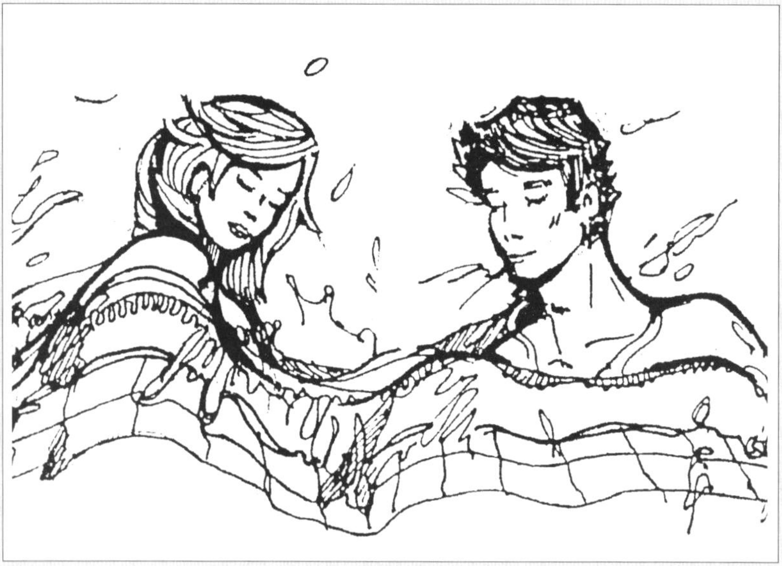

Figure 48

PSYCHOLOGIE de l' HABITAT

Vous vous sentez bien? Vous êtes mal à l'aise ou malade ?

Certaines causes, certaines solutions se trouvent à l'intérieur de vous-même...

L'état d'esprit: facteur de maladie ou de bonne santé

La démarche thérapeutique est semée d'embûches. Si nous sommes malades, c'est bien sûr, nous l'avons vu, une réponse corporelle à un certain nombre de facteurs environnementaux. On accepte facilement cette idée, surtout lorsqu'il s'agit de «stresseurs» objectifs liés à nos réalités concrètes. On admet assez bien aussi que nos relations avec les autres, lorsqu'elles sont tendues, puissent altérer notre santé.

Mais qu'en est-il de notre propre responsabilité? Pourquoi certaines personnes se placent-elles spontanément sur des zones stressantes, ou recherchent-elles sytématiquement, par leur façon d'être, les relations conflictuelles et les contacts avec des personnes pouvant leur nuire ?
Plusieurs médecins et thérapeutes m'ont rapporté spontanément l'étonnant comportement de certains de leurs patients dans la salle d'attente. Ces derniers semblaient en effet affectionner particulièrement des chaises bien précises, que l'analyse biotique révélait après coup comme placées sur des zones singulières... Les mêmes patients paraissaient justement réfractaires à toutes les thérapeutiques engagées, quelles qu'elles soient... à croire qu'ils ne «voulaient» pas guérir !
Il est de plus en plus fréquemment avancé par les spécialistes du comportement que beaucoup de nos maladies paraissent résulter de stratégies inconscientes. Nous serions en effet loin d'être neutres face à ce qui nous arrive, à tout point de vue, et particulièrement à propos de notre santé. Aussi pénible que puisse paraître cette allégation pour ceux qui souffrent, qu'ils se metttent, avant tout jugement ou rejet définitif de cette idée, à considérer ce qui suit.

Il y a bien longtemps, Hippocrate, le père de la médecine moderne, disait en susbtance que le rôle du médecin est de divertir le malade pendant que la Nature s'occupe de le guérir... Les plus belles rémissions, les guérisons les plus remarquables ont toujours été associées à des conditions mentales extrêmement positives et une indéniable confiance de la part du patient.
Il est incomparablement plus désagréable pour le poête de saisir la feuille qu'il vient de remplir et de la jeter au feu, que de composer les vers de remplacement. Tous les maçons du monde diront qu'il paraît facile de détruire, mais qu'ils préfèrent nettement bâtir...
Qui peut le plus peut le moins ! S'il est «aisé» de tomber malade, gardons à

l'esprit que des femmes et des hommes montrent tous les jours qu'on peut reconstruire une santé qui était gravement compromise, et qu'ils découvrent dans cette démarche une forme remarquable de bonheur !

La Nature construit d'elle-même notre santé... Sachons l'encourager!

La médecine des murs attache une énorme importance à l'état d'esprit de l'occupant face au lieu qu'il habite. S'il y a réellement symbiose, la guérison est avérée. Détester l'endroit où nous vivons, c'est nous détester nous-même. Accuser notre maison de tous les maux dont nous souffrons, c'est refuser de nous regarder en face: il est toujours plus facile de rejeter la faute sur «l'autre» !

Il arrive parfois qu'après un travail d'analyse long et minutieux, malgré tous les moyens déployés pour aider les occupants à changer d'état d'esprit face à leur maladie, ces derniers restent sur une vision totalement négative de leur relation à leur cadre bâti. Ils refusent de remettre en question leur manière de vivre et d'habiter, et leur appel au secours n'est qu'un prétexte. Ils sont alors dans une stratégie d'accusation. Quelle que soit la qualité des outils fournis, ils restent foncièrement malheureux, et ne voient pas ce qui leur est *apporté*, mais ce qu'ils estiment leur *manquer*.
En Biologie de l'Habitat, cela se traduit alors par un refus en bloc du diagnostic et des conseils. La présentation positive des choses leur est insupportable. Ce qu'ils cherchent, c'est avant tout un responsable. Ils veulent qu'on leur «prouve» que leur maison est l'origine exclusive de tous leurs maux. Ils cherchent désespérément l'appareil miracle qui va les soulager sans qu'ils aient besoin de modifier leurs habitudes. Où est la démarche thérapeutique ? Peut-on se porter bien avec un tel état d'esprit ? Sincèrement, je pense que cette attitude compromet dans ses fondements mêmes tout maintien d'une bonne santé.
Ces personnes peuvent trouver dans des techniques de connaissance de soi et de développement personnel, telles que la sophrologie ou la biosynergie par exemple, des voies thérapeutiques à la fois passionnantes et très efficaces.

Une démarche de guérison s'effectue toujours par une remise en question. <u>L'épreuve n'a pas pour but de nous faire souffrir, mais de nous faire avancer</u>!

Si appeler le Biologiste de l'Habitat correspond à se faire «surassister», celui-ci ne pourra pas apporter d'aide... Dans le cas contraire, tout est possible !

Les murs ont-ils une mémoire ?
L'empreinte du vécu...

Le niveau de réceptivité développé par l'habitant va automatiquement «régler» sa sensibilité face aux énormes quantités d'informations que peut receler la construction dans laquelle il vit.

Quand nous nous engageons dans l'amélioration de notre habitat existant, nous prenons soudain conscience de l'importance que revêtent les volumes (certains préfèrent l'intimité, d'autres l'espace), les couleurs (fonction de l'habitant mais aussi de l'utilisation du lieu considéré), la qualité de la lumière, les points de communication entre les différentes pièces du logement ou du local, ses relations avec l'extérieur, ...
Chacun, par nature, créera donc chez lui une «ambiance personnalisée». Lorsque nous entrons dans un bâtiment, c'est justement par rapport à notre propre façon d'aménager ou d'utiliser les particularités localisées, à nos visions personnelles des choses (ou à nos frustrations d'habitant) que nous décripterons les lieux !

Un autre registre de la sensibilité de «l'homme psychologique» peut faire réagir certains à des informations d'un caractère plus subtil. Ainsi, l'histoire liée au lieu peut induire, par l'intermédiaire du subconscient de l'habitant des sensations de sournois malaise ou à l'inverse, de bien-être parfois euphorique. De ce point de vue, lorsque de nouveaux arrivants s'installent dans un lieu déjà occupé auparavant par d'autres personnes, les choses ne sont pas toujours simples. Il suffit que le caractère, les goûts, la façon de vivre, etc... des prédécesseurs soient très différents de ceux des nouveaux venus, pour que ces derniers, selon leur degré de sensibilité, aient des impressions désagréables pouvant aller jusqu'au malaise concrétisé. On parle parfois de «mémoire des murs»...
C'est ce que nous pouvons ressentir lorsque, après l'avoir visitée, nous qualifions une maison comme «sinistre» alors qu'elle est objectivement tout à fait classique, ou même carrément esthétique. A l'inverse, certains lieux de culte par exemple, apparemment «ordinaires», sont chargés de la ferveur accumulée par tous les visiteurs. Nous ressentons alors un bien-être, un calme, une sérénité étonnants, qui n'ont pas de réelle origine matérielle.

Ces phénomènes s'observent également en présence de certains objets, en particulier lorsque ceux-ci ont appartenu longtemps à une autre personne, ou qu'ils ont tenu un rôle rituel important. Selon le niveau de notre «accord profond» avec ce qu'ils véhiculent, ils peuvent induire pour nous le pire comme le meilleur!

Bien que nous soyons tous à quelque point sensibles à ce type d'informations, sachons que dans une famille, il est très fréquent que certaines personnes soient plus réceptives que les autres...

L'habitant joue un rôle essentiel dans l'empreinte subtile qu'il laisse dans le lieu. Ces informations reviennent vers lui bien entendu, mais elles peuvent aussi être modelées et perçues par les autres occupants, invités et visiteurs de la maison, les nouveaux acquéreurs ou locataires...

Apprivoiser l'endroit

Parmi beaucoup d'histoires vécues, en voici une qui illustre bien ce sujet.

Un jeune couple venait d'acquérir un pavillon en quartier périphérique d'une banlieue. La situation de la maison intéressait les époux à divers points de vue d'ordre pratique, et le prix de vente en était abordable pour leur bourse. A peine la signature chez le notaire apposée, une espèce de torpeur malsaine s'empara de la jeune femme. Son mari quant à lui vit en quelques jours son enthousiasme et son entrain dépérir. Il n'arrivait plus à envisager quoi ce fût pour les travaux d'aménagement.
Au début, ils essayaient de se rassurer en allant visiter leur nouvelle acquisition avec leurs jeunes enfants, mais à chaque fois, au bout de quelques heures, ils se sentaint déprimer et quittaient les lieux totalement désemparés. Ces vécus négatifs accumulaient leurs effets pernicieux, et leur relation avec cette maison pourrissait littéralement avant qu'ils aient pu se résoudre à y installer le moindre meuble. Ils restaient cloîtrés dans leur ancien appartement, et décidèrent de m'appeler pour un diagnostic. Ce fut le premier acte de la thérapie qu'ils allaient engager.
Nous étions convenu que je ferais, comme c'est mon habitude, une analyse complète. Bien sûr, je demandai qu'ils soient présents. En fait, cet acte objectif et conscient de reconnaissance physique et énergétique du lieu fut un pas en avant salutaire: il permit d'entrer de plain pied dans la réalité du bâti en laissant, du fait de la présence d'un opérateur neutre de par sa fonction même, un peu de côté les a priori qui les paralysaient. La découverte progressive et guidée que je proposais permit de jeter les bases d'une relation confiante et dépassionnée avec leur nouvelle maison.
Lorsque, après plusieurs heures de mesures, nous arrivâmes à l'étude des aspects psychologiques et à l'approche de la relation intime que chacun

développait avec l'endroit, la conversation se poursuivit tout naturellement. Très simplement, l'un et l'autre exprimèrent leurs sensations personnelles. Il est difficile de dire lequel des deux fut le plus surpris d'entendre l'autre ! Ils n'avaient jamais parlé de tout cela entre eux. Ces cas sont typiques de ce genre de problèmes: on ne veut pas envenimer la situation en objectivant son malaise devant l'autre... Mais quel soulagement quand on trouve les conditions favorables pour le faire !
L'oppression que je ressentais effectivement depuis le début de l'analyse de cette maison s'était estompée au fur et à mesure que les futurs occupants, parents et enfants, participaient à l'approche multicritères de l'endroit, et en découvraient les arcanes: étude de l'environnement, qualité des matériaux, technologies, carte des vitalités du lieu, etc...
L'ambiance s'allégeait un peu plus à chaque fois qu'un point soulevé trouvait une série de solutions possibles. Au début, j'en apportai la plupart des éléments, mais plus nous avancions, et plus les parents et enfants proposaient par eux-mêmes des aménagements et des idées. Ils redonnaient à l'endroit une nouvelle dynamique: la leur. Quand je dis qu'enfin, je ne les sentais plus «en visite» dans leur maison, mais vraiment «chez eux», les dernières réticences furent emportées.
Nous venions de faire ensemble le film de la future transformation du lieu. Un véritable amour naissait entre la famille et la maison. Le vécu du lieu, lourd à l'état brut il est vrai, était enfin intégré, non pas balayé car l'histoire ne peut être éliminée, mais elle peut être *acceptée* comme une réalité d'un moment induite par une autre famille, d'autres personnalités, dont la recherche du bonheur se traduisait autrement, passant parfois par des expériences douloureuses...

L'histoire du monde est cumulative, jamais soustractive.
Accepter l'autre avec ses différences, c'est une belle façon de l'aimer...

Déjà dans cette maison, les projets et la confiance retrouvée infléchissaient inexorablement le lieu vers l'harmonie. Magique ? Nous faisons des actes de magie à chaque instant de notre vie; nous n'en sommes pas conscients et ne pouvons envisager d'en maîtriser les différents aspects que lorsque nous avons compris et accepté le lien fondamental qui unit l'esprit et la matière. Plus nous refusons ce lien, plus nous nous éloignons de la maîtrise de nos conditions de vie. Par contre, l'accepter, c'est commencer à travailler en synergie avec des forces extraordinaires.
Changer un papier peint dans cet état d'esprit est effectivement un acte magique, dans le sens noble du terme. Il dépasse tous les «rituels» et autres «exorcismes» qu'on pourra imaginer. C'est un acte responsable et adulte, celui de l'Homme Nouveau, qui s'affranchit des béquilles de la surassistance et de la superstition pour s'approcher de la source de toute énergie.

Retenons dans ce cadre l'action *positive* que l'on peut mener sur ce plan pour «assainir» une ambiance, et d'une manière générale le rôle essentiel que revêt la prise en charge de son espace de vie sur le plan psychologique, en même temps que sur les deux autres précités.

AIMEZ donc votre maison, votre appartement, votre lieu de travail, en l'acceptant tout d'abord tel qu'il est «devenu» par ceux qui vous ont précédé. Puis, pour «cristalliser» cette relation que vous décidez d'installer entre vous-même et votre cadre de vie, n'hésitez pas à le *personnaliser*.
Même si vous n'êtes pas propriétaire, même si ce ne sont pas VOS murs, , et que bien entendu vous les partagez avec d'autres membres de votre famille, dans la maison ou l'appartement, ou avec des collègues sur votre lieu de travail, vous trouverez toujours plein de bonnes idées pour exprimer cette relation entre VOUS et l'ENDROIT, créant une symbiose salutaire. Rien n'est plus triste ni plus fatigant, plus destructurant pour les occupants qu'un «lieu-fonction» neutre, sans âme ou pire, détesté !

<u>POUR PERSONNALISER VOTRE INTÉRIEUR:</u>

- éliminez les anciennes tapisseries quand vous le pouvez, et remplacez-les par des revêtements muraux qui vous plaisent. Lorsqu'on est en location, il est souvent possible de trouver avec le propriétaire un arrangement de compensation sur quelques loyers. Sinon, faites-le quand même, ou à défaut, passez simplement une couche de peinture (biologique) sur le support existant.
- mettez en valeur vos meubles (sur fond uni), surtout si ceux-ci vous plaisent beaucoup
- agrémentez de bibelots que vous aimez
- accrochez aux murs tableaux, posters, décors, laissez aller votre imagination
- dans les pièces de séjour, installez des plantes en arrangements variés dans les tailles, les teintes, les périodes de floraisons, etc...
- pensez aux rideaux, tentures, effets de style et de matières (naturelles)
- jouez avec la lumière du jour grâce aux couleurs utilisées au sol et sur les murs
- pour les heures nocturnes, l'éclairage artificiel jouera un rôle très important. Evaluez vos besoins... et faites vivre la lumière: chaude ou froide, diffuse, concentrée, directe ou indirecte...
- prenez le temps de faire tout cela et plein d'autres choses encore selon vos goûts personnels; il ne sera pas perdu !

Faites tout cela ***en conscience****, et les résultats vous étonneront !*

Cette facette de l'habitant ne pouvait être passée sous silence, vous vous en doutez bien. Le Biologiste de l'Habitat est parfois amené, comme dans l'exemple cité précédemment, à intervenir auprès des occupants en les aidant à décrypter les impacts de ce type d'informations sur leur qualité de vie et à trouver des solutions adaptées.

Les axes biomagnétiques:

Nous n'avons pas pu mettre en évidence pour l'instant de support matériel particulier associé à ces lignes d'influence d'un caractère très subtil. Nous avons encore moins pu les mesurer autrement que par des réactions biologiques favorables: facilitation respiratoire, baisse du rythme cardiaque, régularité du géorythmogramme, toujours une sensation de bien-être... mais surtout une sorte de sérénité... J'ai pu observer, en prolongeant après coup les axes relevés dans les maisons ou sur terrain, que *quasi systématiquement* leur tracé rejoignait des points remarquables tels que des églises, temples, sources et lieux thérapeutiques anciens, ou encore des mégalithes de la région proche !.
Ces axes semblent s'activer lorsqu'ils ont été *reconnus*. Beaucoup d'énergies intéressantes sont ainsi en sommeil sur bien des lieux habités. Elles paraissent attendre que les occupants de l'endroit ouvrent leur conscience à leur réalité. Le médecin des murs peut bien sûr les y aider...

Souvent déconcertants pour beaucoup de personnes, les aspects qui viennent d'être évoqués intéressent pourtant une frange de plus en plus large de la population. C'est le signe des grands bouleversements *intérieurs* qui silencieusement mais combien efficacement amènent chacun d'entre nous à comprendre, assimiler et maîtriser petit à petit des notions nouvelles, qui nous permettent de reconsidérer l'existence (et nos relations avec notre cadre de vie) sous un jour nouveau tout à fait passionnant. (1)

(1) à paraître du même auteur, «les étonnants pouvoirs de votre intuition»

Et maintenant,
à vous de jouer !

La Biologie de l'Habitat vise à favoriser une relation noble entre l'homme et son milieu de vie dans *le sens le plus large du terme*.

J'espère en toute simplicité que les pages de cet ouvrage y auront quelque peu contribué, et seront pour vous, lecteur attentif que je salue ici, autant d'outils utiles dans la construction de votre bonheur...

* * *

cahier technique complémentaire

Fiches-produits et services

Information

Beaucoup de lecteurs de la première édition m'ont écrit pour me dire combien ils avaient apprécié ce livre. Qu'ils soient ici remerciés pour leurs encouragements.
Certains d'entre eux souhaitaient des renseignements pratiques concernant des techniques et des matériaux sains. Sur la suggestion de plusieurs partenaires, j'ai décidé d'inclure dans cette nouvelle édition un cahier complémentaire pour répondre à ce besoin.

Les quelques fiches-produits qui suivent dérivent directement de ma pratique et des mes contacts professionnels courants qui ont bien voulu participer à ce projet. La liste ainsi réunie est donc bien entendu à compléter largement...

Pour une bonne cohérence des données, j'ai demandé que chaque produit soit présenté selon des critères incontournables permettant de situer ses qualités biologiques et écologiques.

Les informations incluses sont données à titre indicatif et ne peuvent se substituer ni aux règles de l'Art, ni aux responsabilités des fabricants, poseurs, Maîtres d'Oeuvre, dont nous vous recommandons de vous assurer le concours lors de vos choix et de vos travaux.

L'auteur

LA BRIQUE MONOMUR RECTIFIEE

BIOMUR
Le meilleur de la brique

Matières premières

Les matières premières servant à la fabrication des briques BIOMUR sont des argiles schisteuses, des marnes et du loess (Al2O3, SiO2, Fe2O3 et CacCO3) extraites dans des carrières à ciel ouvert.

Procédé de fabrication

Les terres sont dosées et malaxées afin d'obtenir un mélange homogène.Une fois stabilisé et après adjonction de pâte à papier et de petites billes de polystyrène, le mélange est pressé, puis façonné en continu au travers d'une filière qui conférera les formes et perforations spécifiques par extrusion.

Après découpe, les briques, encore à l'état pâteux, sont séchées à 70°C dans un tunnel, puis introduites dans le four de cuisson. La cuisson s'opère durant 8 heures à environ 1 000°C, avec une montée en température et un refroidissement par paliers. Le contenu énergétique est de 1,450 MJ/kg.

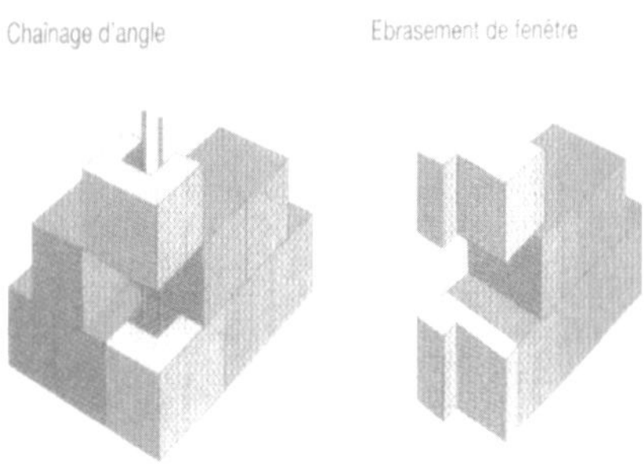

Toutes les substances organiques sont intégralement détruites lors de la cuisson, et laissent place à une multitude de pores qui ne renferment plus que de l'air. Le tesson allégé atteint alors ses caractéristiques physiques et mécaniques définitives. Il devient chimiquement neutre et ne subit plus aucun retrait.

A la sortie du four, les briques sont rectifiées (calibrées en hauteur), conditionnées sur palette, puis placées sous housse avant d'être stockées.

Qualités: le Concept BIOMUR

Atouts écologiques

Le composant est une matière solide (céramique) ne contenant pas de substance dangereuse. Aucune émission par émulsion ou dissolution n'est possible. La brique est donc sans danger pour l'environnement.

Les fumées dégagées à la cuisson sont traitées contre les rejets polluants par postcombustion.
La brique BIOMUR est classée M0, matériau incombustible, sans aucun dégagement gazeux nocif. Elle ne nécessite aucun isolant complémentaire.
Après démolition, les tessons peuvent être recyclés sous forme poudreuse (terre battue pour courts de tennis, etc...).
L'entreposage ne présente aucun danger pour l'environnement.

Inertie et accumulation
Biomur vous permet d'économiser l'énergie en accumulant la chaleur solaire le jour et en la rediffusant la nuit.

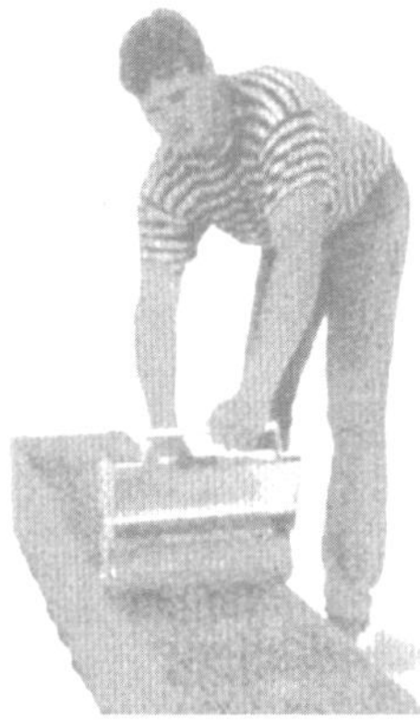

Hygrométrie et régulation
Elle assainit l'air ambiant en absorbant les excès d'humidité et en les éliminant ou les restituant selon les besoins de l'ambiance !.

Isolation phonique et thermique
Elle isole très efficacement du bruit, du froid, du chaud
K Biomur ép 0.37= 0.35 W/m˝.°K.

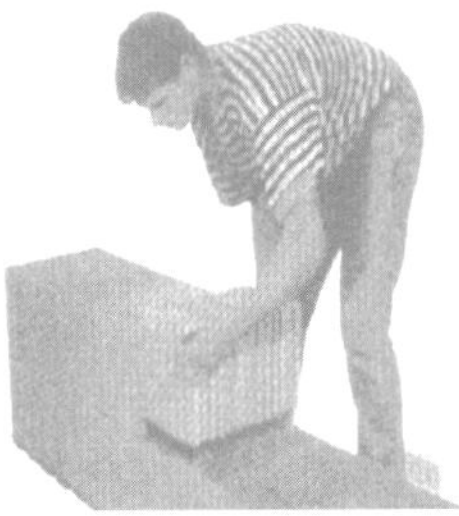

Pérennité
Biomur traverse le temps et résiste aisément aux agressions.

Technicité
Calibrée avec précision et posée à bain de colle, sans mortier, elle élimine les ponts thermiques et simplifie la mise en oeuvre, donne un mur monolithe très homogène, et réduit les délais de construction.

Utilisation

Pour la construction saine de votre logement, maison individuelle, collectif, maison de retraite - de votre lieu de travail, bureau, école, hôpital - bâtiment industriel ainsi que la réalisation de construction agricole, d'élevage ou de viticulture...

LE CHANVRE

La matière première

Le chanvre est une plante annuelle à croissance rapide, utilisée de longue date. Sa culture est très respectueuse de l'environnement:

- production sans pesticide, non irriguée.
- restructure les sols, nécessite peu d'engrais.
- transformation mécanique non polluante,
- totalement recyclable.

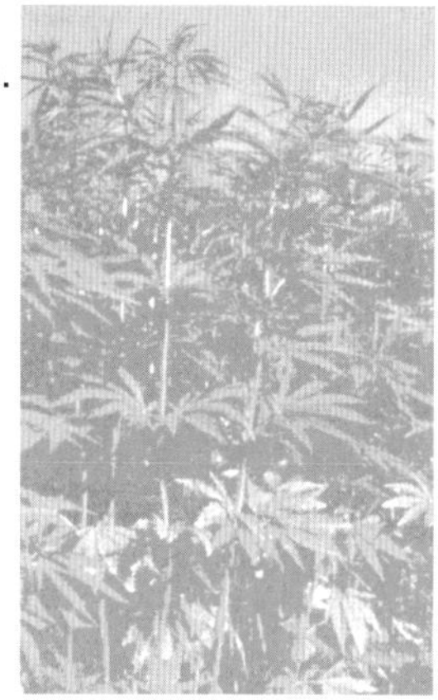

Les qualités écologiques

- produit végétal naturel, renouvellable.
- fabrication utilisant peu d'énergie.
- isolant thermique et acoustique.
- perméable à la vapeur d'eau, respirant.

La CANOBIOTE en vrac pour isoler

La chènevotte (partie fibreuse) est extraite du chanvre par un processus de décorticage mécanique. Après un dépoussiérage et un calibrage, elle reçoit un enrobage de sels minéraux.

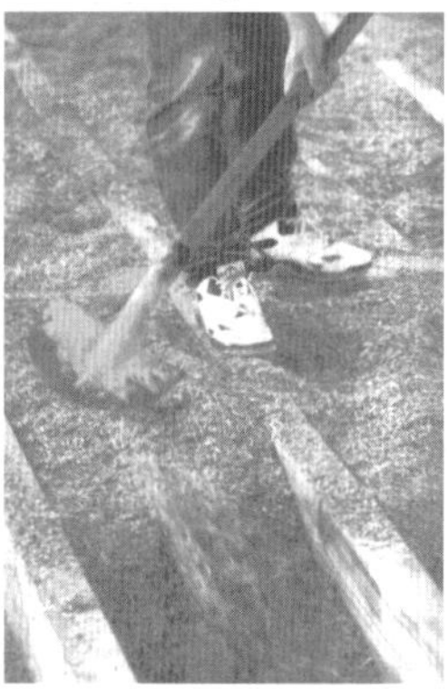

Isolant utilisé par déversement dans les vides de construction: planchers, combles, cloisons, toitures. Conditionnement: sac papier de 100 litres

<u>Les qualités de la CANOBIOTE</u>

- pouvoir isolant élevé: lambda = 0,048 W/m.°K
- densité très faible: 110 kg/m3
- mise en oeuvre simple et économique
- pas de vides propices aux fuites de chaleur
- perméabilité à la vapeur d'eau
- pas de tassement - ignifugée
- non consommée par les rongeurs

La LAINE DE CHANVRE

Les fibres de chanvre sont ouvertes mécaniquement, puis elles reçoivent un premier traitement au sel minéral. La fibre de chanvre est ensuite cardée de manière à produire des couches superposées et thermoliées pour former la ouate. Suivent différentes phases de travail, dont un traitement contre le feu.

Domaine d'utilisationde la laine de chanvre: isolation sous toiture, isolation de planchers, plafond et cloisons sèches.
Mise en oeuvre similaire à celles des laines minérales.

Rouleaux de 10 mètres linéaires, *épaisseurs: 40/60/80/100,* *largeurs: 500/600/700/800/900/1000*	*Plaques semi-rigides* *60 X 135,* *épaisseurs: 40/60/80/100.*

Les caractéristiquede la laine de chanvre:
Densité: laine de chanvre 25 kg/m3;
plaques semi-rigides: 35 kg/m3
Lambda= 0,039 W/m.°C - Ignifugée.

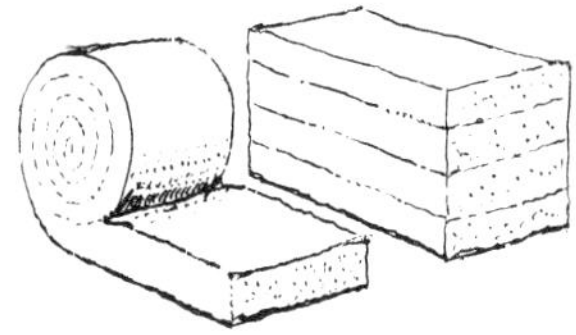

La CANOSMOSE pour construire

C'est une chènevotte brute simplement calibrée et dépoussiérée.
Utilisation: en béton léger pour toute réalisation en remplissage (non porteur) pour le neuf ou la rénovation, dalles isolantes sur terre plein ou en étage, nivellement de plancher, branchage sur structure bois, remplissage de colombages, doublages de murs, isolation de toiture, enduits.

Composition du mélange Canosmose: chaux hydraulique + chaux aérienne + sable + eau. Depuis septembre 98, un liant spécifique a été spécialement mis au point pour le chanvre par la société Strasservil (Besançon).

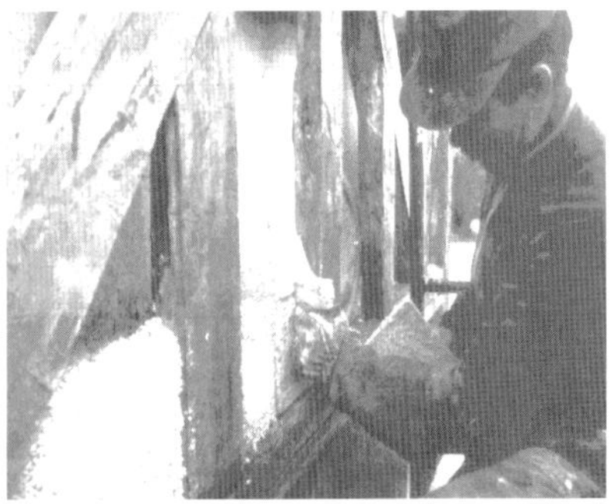

Les qualités de la CANOSMOSE
Inertie thermique.
Mortier léger de 350 à 450 kg/m3.
Classement au feu M1

Prix, autres produits: consultez-nous !

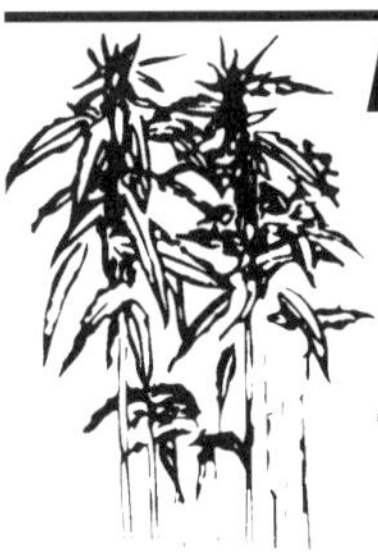

LA CHANVRIERE DE L'AUBE

LCDA matériaux
Rue du Général-de-Gaulle
F - 10200 BAR SUR AUBE

Tél.(33) 03 25 92 31 95 Fax (33) 03 25 27 35 48
http://www.chanvre.com

La chaux naturelle

Fabrication

La chaux naturelle pure est fabriquée à partir de pierre calcaire chauffée au four au dessus de 900 °C. La *chaux vive* ainsi obtenue peut être directement tamisée et broyée.

Elle est plus généralement éteinte à l'eau, pour former la fleur de chaux ou chaux aérienne, dont la spécificité est de durcir à l'air.

Lorsque la pierre contient de l'argile, la chaux intègre des silicates et des aluminates. Elle devient alors partiellement hydraulique, c'est à dire qu'elle durcit aussi grâce à l'eau du mélange (notre NHL2). La chaux hydraulique naturelle pure devient ainsi plus dure et fait prise plus rapidement que la chaux aérienne. Elle est adaptée à la mise en oeuvre d'ouvrages plus épais que la chaux aérienne.

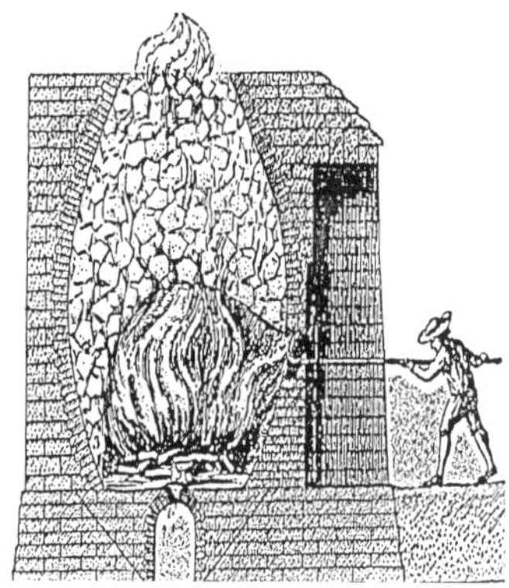

Avec adjonction d'une proportion limitée à 20% de ciment pur, la chaux est dite simplement *hydraulique naturelle* et gagne en résistance mécanique (notre NHL-Z 5)

Propriétés écologiques

La chaux possède un cycle de vie fermé ou faiblement ouvert dont la base est: *calcaire --- oxyde de calcium + gaz carbonique --- calcaire*

Elle offre, sur d'autres types de liants tels que les chaux artificielles, les chaux dites "hydrauliques" mais non naturelles, les ciments et résines de synthèses, des avantages intéressants:

- facilité de mise en oeuvre (souplesse)
- grande élasticité naturelle, pas de faïençage
- très bonne adhérence à la pierre
- grande longévité

La chaux possède également une excellente transparence au champ vital («biotransparence»), se traduisant par un comportement favorable au maintien de la santé de l'habitant:

- excellente respiration des murs
- régulation hygrométrique naturelle
- bon comportement à l'humidité

- bon comportement au feu
- pas de condensation de surface
- bonne isolation thermique et phonique (micro-pores)

Préparation du mélange

Le gâchage doit toujours s'effectuer à sec: ajouter la chaux au sable et malaxer. Additionner peu à peu de l'eau propre jusqu'à l'obtention d'une pâte plastique selon la consistance désirée.
On utilisera de préférence des sables de rivière ou de carrière, ces dernièrs devant être relativement «propres», c'est-à-dire peu terreux et peu argileux (5 à 6% maximum).
La granulométrie doit être la plus régulière possible (quantité égale de grains gros, moyens et fins complémentaires les uns des autres.
Les sables de silice donnent des enduits très résistants et assez étanches, alors que les sables de calcaire dur sont plus souples et de très bonne qualité biotique.
Les dosages varieront en fonction de la qualité de la chaux et du sable utlisés. Il en est de même pour la nature du support (voir indications sur nos sacs). Plus le support est tendre, moins le dosage devra être fort.
Les angles vifs sont à éviter, au profit de réalisations en angle cassé rustique ou dressés et arrondis. Ces techniques apportent un aspect doux très plaisant et évitent une trop grande fragilité des coins.

Coloration

Outre la couleur du sable utilisé qui aura son importance dans la teinte définitive, on peut additionner dans le mortier des oxydes naturels, des terres colorantes, de la brique pilée,... pour colorer l'ouvrage.

Utilisations

Maçonnerie de moellons, briques, pierres naturelles, bois cordé, montage d'encadrements, bétons de remplissage, chapes et mortiers de pose de terres cuites, mortiers organiques de chanvre traité, crépis, décors en relief, badigeons, enduits colorés...les applications de la chaux sont multiples!

Les briques de chanvre

Présentation

La brique de chanvre est un produit naturel qui s'associe parfaitement avec le bois, la pierre et la terre.

Les atouts écologiques

Produit sain, alliant le végétal et le minéral à base de chaux.
Faible consommation d'énergie à la fabrication.
Pose aisée propre et agréable, montage rapide

Utilisation

Murs extérieurs
Cloisons intérieures
Doublage dans le cadre de rénovation

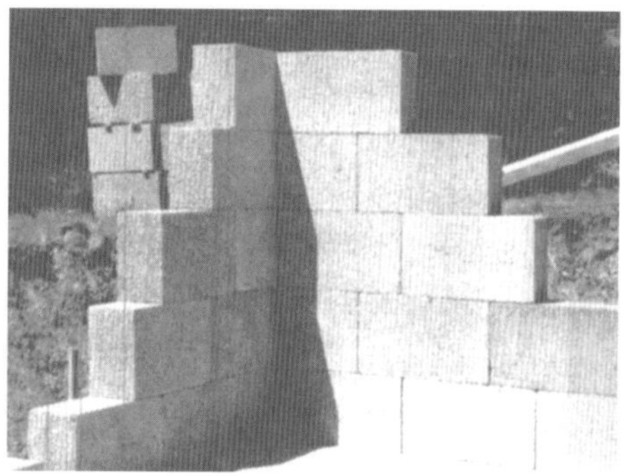

Qualités naturelles

Confort thermique
Régulateur d'humidité
Confort acoustique
Résistance au feu
Esthétique: finition brute, avec enduit, avec peinture...

Caractéristiques techniques

Densité: 350 kg/m3
Dimensions en cm 60X30X15   60X30X20   60X20X2
l = 0,12 W/m.°C

Pierre LANTER

LE LOESS,

terre des bâtisseurs

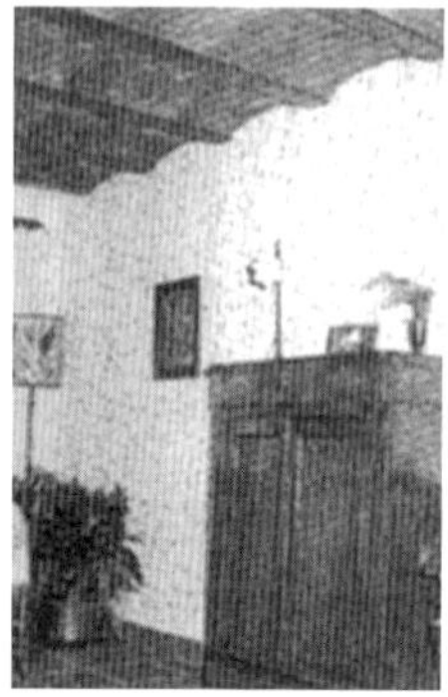

Origine

De tout temps, il semble que les hommes se soient intéressés au loess, pour la construction de leurs habitations en raison de ses propriétés isolantes et poreuses (facilité de préparation des matériaux) et pour l'agriculture, car c'est une terre perméable et riche.
Le loess trouve son origine dans les poussières issues de l'érosion de roches du quaternaire. Les grains sont très fins: 30 à 50 microns, soit 0,030 à 0,050 mm.

Composition du Loess

- quartz, grains de sable très fins SIO_2 ou silts
- grains de calcaire $CACO_3$
- particules argileuses, silicates d'alumine hydratés.

La finesse des grains permet une porosité très importante, qui est fonction de la proportion d'argile contenue dans le loess.

Fabrication des produits en terre

Notre production de briques pleines mécaniques, de briques, dalles et tuiles faites à la main est uniquement réalisée avec du loess.

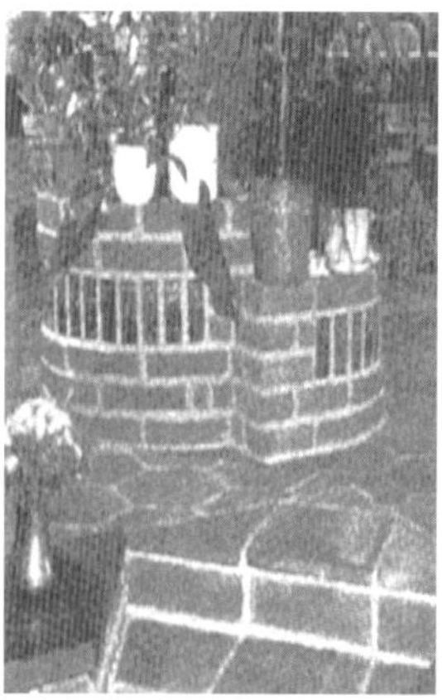

Le loess est extrait en carrières, puis acheminé en filière jusqu'à son lieu de mise en forme. Nous cuisons à 1000-1050 degrés selon une technique traditionnellle, ce qui stabilise les fondants contenus dans le loess et rend le matériau insoluble et ingélif.

Qualités écologiques

- excellent régulateur hygrométrique*
- très bonne inertie thermique
- aspect et toucher agréables
- matériau peu transformé*
- la terre crue est totalement cyclable et retourne à son origine sans pollution

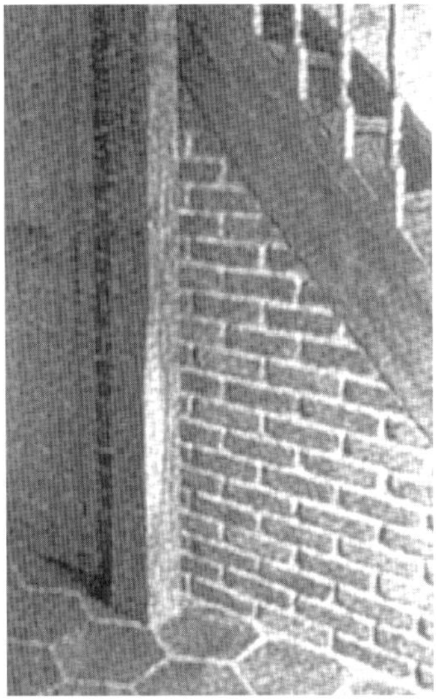

- la terrre cuite est récupérable et recyclable
- les broyats fins d'aspect rouge vif pouvant être incorporés dans des enduits à la chaux pour les teinter et en améliorer la prise.
- les broyats plus gros peuvent être utilisés pour la réalisation de biobétons, de chemins ou de courts de tennis en terre battue

Les produits

Briques crues séchées

Les briques pleines séchées et non cuites sont utilisées régulièrement comme isolant phonique et thermique dans les plafonds, ou comme maçonnerie intérieure isolante contre des murs porteurs extérieurs. De plus, elles peuvent servir de remplissage entre des colombages.

Loess brut broyé

On utilise également le loess brut de carrière ou broyé, mélangé à l'eau en pâte molle pour faire le torchis (Strohlehm).

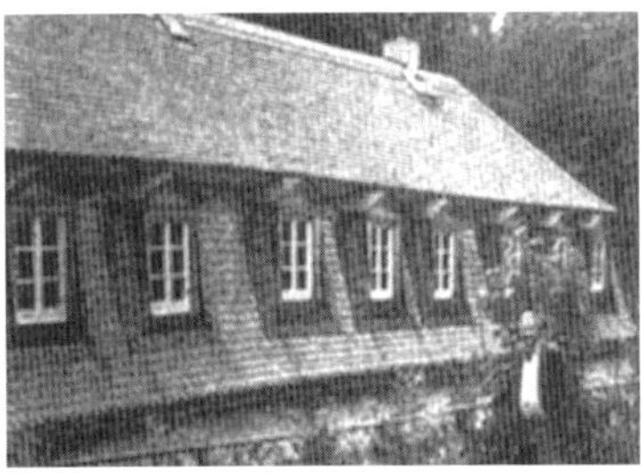

Briques cuites

De nombreux formats de briques pleine, de briques biscuit ingélives et d' un bel aspect rustique, de briques décoratives façonnées à la main sont disponibles.

Tuiles, dalles et carreaux

Lanter vous propose également des carreaux émailllés, de superbes dalles épaisses pour le sol faites à la main, poinçonnées d'armoiries anciennes, des tuiles plates façonnées à la main...

LES PANNEAUX DE FEUTRE DE BOIS

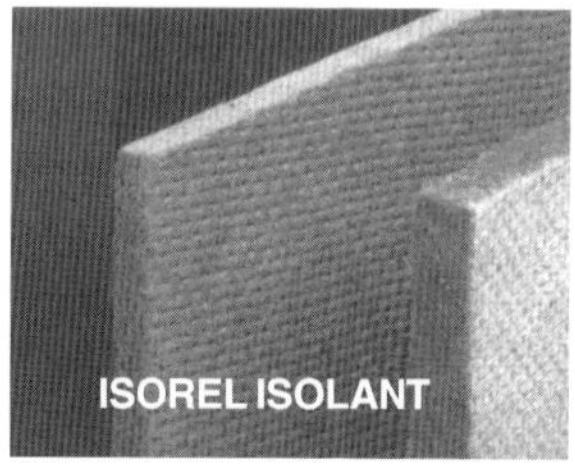

Composition du panneau

Panneau de fibres de bois, obtenu par voie humide (similaire à l'industrie papetière) en circuit totalement fermé, ce qui n'entraîne aucun rejet, et donc pas de pollution de rivières.
Mélange de résineux (pin des Landes pour environ 80%, essentiellement bois de trituration c'est-à-dire des dosses et délignage) et de feuillus pour environ 20% (rondins et plaquettes de châtaignier, bouleau, hêtre), plus apport de certains additifs.
La qualité PHALTEX contient, en plus, une émulsion de bitume dont le pourcentage peut varier en fonction des cahiers des charges du client. Le bitume donne au produit de meilleures caractéristiques mécaniques et physiques.
Certaines applications particulières, demandées par le marché, peuvent faire appel à des procédés spécieux.

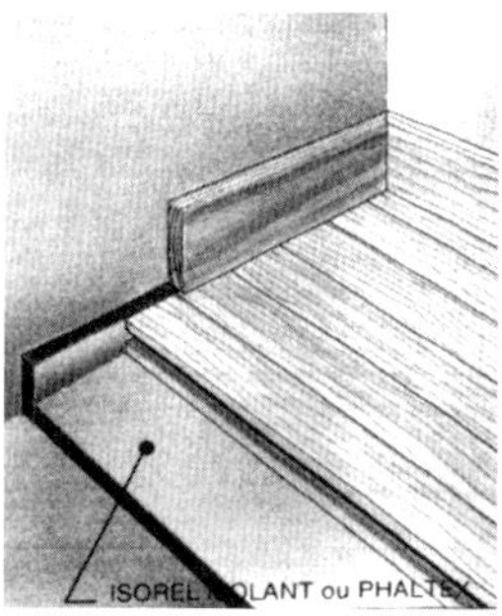

Procédé de fabrication

L'usine de Casteljaloux est située en bordure de la forêt landaise, l'un des plus grands massifs forestiers d'Europe. Elle a été mise en service dès 1948.

Préparation
Les bois, stockés pour environ deux mois, sont ensuite transformés en plaquettes à l'aide de hacheuses. Les copeaux sont homogénéisés en silos.

Défibrage thermomécanique
Les plaquettes transitent dans une enceinte appelée préchauffeur (alimenté par la vapeur) où elles subissent une cuisson (environ 2 mn).
Elles sont ensuite acheminées dans la chambre des disques du défibreur, à la sortie de laquelle est obtenu un mélange fibre/vapeur qui est dirigé vers un cyclone, chargé de séparer la fibre de la vapeur. Mélangées à de l'eau, les fibres sont mises en pâte qui est agitée dans un cuvier, puis raffinée et mélangée aux additifs nécessaires. Elle est alors à 3 % de matières sèches.

Mise en forme
La pâte s'écoule naturellement sur une toile inférieure, puis passe sur des caisses aspirantes qui enlèvent encore de l'eau. Elle passe ensuite entre des rouleaux qui ont pour but d'éliminer l'eau et de resserrer la texture du pâton.

Séchage

Le séchoir comporte quinze étages chauffés et équipés de rouleaux motorisés. Après ce traitement mécanique et thermique, les panneaux peuvent être débités en formats à la demande.

L'énergie consommée est tirée principalement du gaz naturel de Lacq et de groupes électrogènes en relai avec un contrat EJP/EDF.

Propriétés écologiques

- produit naturel et stable, léger, rigide
- valorise les fibres courtes et périphériques de la filière bois (pin des Landes)
- respirant, hygroscopique (gère l'humidité), ne se tasse pas
- agréable à mettre en oeuvre, se fixe par vissage, clouage, agrafage
- bon isolant thermique (l = 0,054 W/m.°K)
- amortit grandement les bruits d'impact.

Utilisations

Les propriétés du feutre de bois en font un produit de choix pour:

- l'isolation thermo-phonique sous planchers et parquets: ISOREL ISOLANT
- l'isolation des murs, parois verticales et toits: THERMISOREL
- la sous-toiture: ISOLAIR et feutre+latex

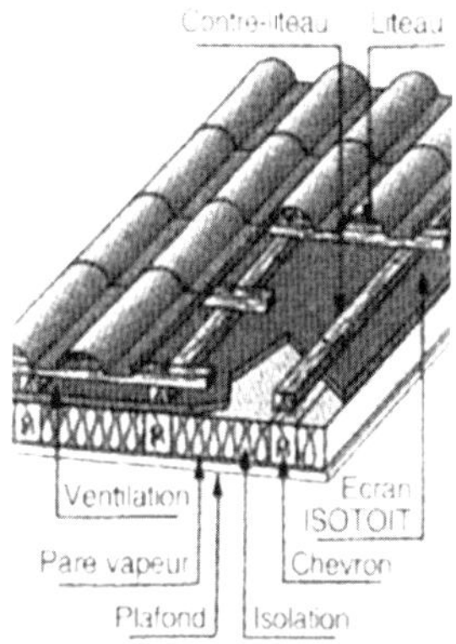

Formats (cm)	ISOREL ISOLANT Epaisseurs (mm)
275 X 120	8 - 10 - 12 - 16 - 20 - 25 - 30
120 X 60	8 - 10 - 20

ISOROY
LE SENS DU BOIS

PHALTEX, groupe ISOROY
B.P.25 Route de Cocumont
47700 CASTELJALOUX

Tel. 05 53 93 04 78 Fax 05 53 93 52 19

LA LAINE DE CELLULOSE

Un isolant naturel qui privilégie la qualité de la vie

WARMCEL

Présentation du produit

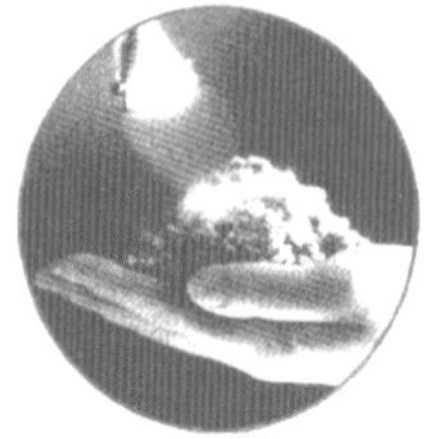

WARMCEL est une fibre de cellulose traitée pour *résister au feu, à la corrosion, à la vermine et aux moisissures.* C'est une fibre non toxique, non irritante et qui n'attire pas les rongeurs.

Les composants

De la fibre de cellulose à base de papiers recyclés.
Du bore, qui est une substance contenue dans l'alimentation.
Du gypse, bien connu pour ses propriétés de résistance au feu.
Quelques sels inorganiques communs.

Performances thermiques

Conductivité thermique (lambda l). densité 25 kg/m3: 0,035 W/m.°K.
densité 40/45 kg/m3: 0,038 W/m.°K.
valeurs agrément BBA N°/94/3027.

Avis Tech CSTB 7/98-1210 "Warmcell 500" -
décisions 31 et 32 du CTAT: lambda moy.sec: 0,037 W/m.°C

Pourquoi la fibre WARMCEL est-elle aussi isolante?

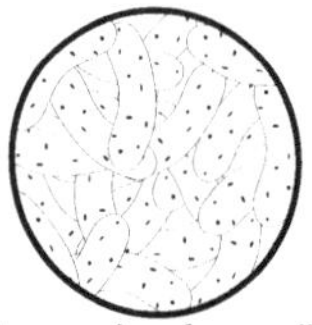

Warmcel enferme l'air entre et dans les fibres

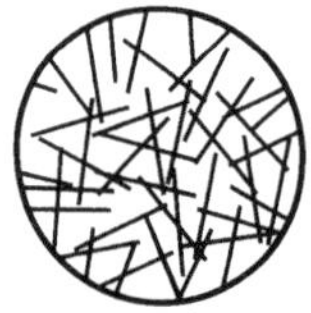

Un isolant minéral enferme l'air entre les fibres seulement

Tasse en bois

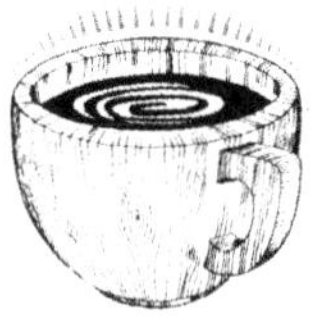

Vous versez de l'eau bouillante dans une tasse en bois, et vous pouvez facilement la tenir entre vos deux mains.

Tasse en verre

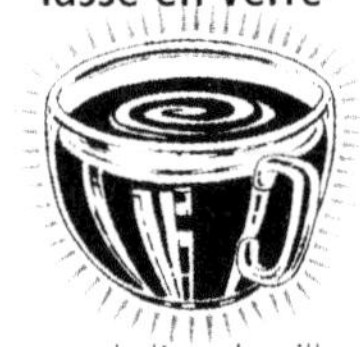

Vous versez de l'eau bouillante dans une tasse en verre
Impossible de la toucher.

LA FIBRE DE CELLULOSE CONSERVE LA CHALEUR

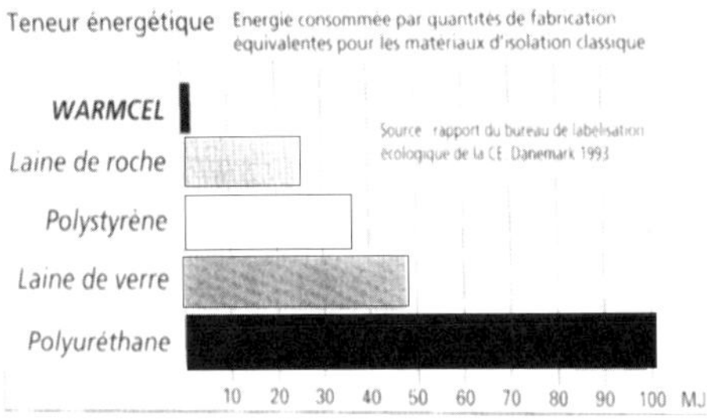

Comportement face à l'environnement

* Faible teneur énergétique.
* Composants 100 % recyclables.
* De par ses qualités très isolantes, contribue à réduire les émissions de CO_2.

Performances acoustiques

Coefficient d'absorption acoustique/ alpha sabine						
Fréquence Hz	125	250	500	1000	2000	4000
50 mm	0,2	0,44	0,74	0,79	0,89	1,09
100 mm	0,48	0,88	1,08	1,02	1,01	1,13

Valeurs suivant rapport SRL N°C/92/5L/1266/2 (d/24kg/m3)

Mise en oeuvre

- Insufflation à sec sur une surface horizontale tel un plafond.
- ***Possibilité de mise en oeuvre manuelle***.
- Injection à sec dans les cloisons verticales ou inclinées.
- Projection humide sur les parois verticales.

La fibre de cellulose WARMCELL, de par sa nature hygroscopique, peut absorber et restituer un excédent de vapeur d'eau, ce qui retarde l'apparition de condensation.
Suivant la conception de la construction, il peut être nécessaire de mettre en oeuvre un régulateur de vapeur défini par une étude hygrométrique pour réaliser un mur qui respire.

Documentation détaillée sur demande

Importateur et applicateur pilote agréé

ISOLECO

SA au capital de 500 000 Francs. RCS Saint-Dié B 387 656 564

Qualifications nationales Qualibat

7, Avenue de Verdun - 88100 SAINT-DIE-DES-VOSGES
Tél 03 29 55 12 48 - Fax 03 29 56 64 98

L'ISOLANT LIÈGE

aggloméré noir expansé pur

Composition: écorce de chêne-liège 100% naturel

Procédé de fabrication

- l'écorce du chêne-liègeest récoltée, broyée et transformée en granulés qui sont calibrés et débarrassés de leurs impuretés
- ces granulés, placés dans des autoclaves et sous l'action de la vapeur d'eau surchauffée, s'expansent et libèrent une résine qui sert de liant.
- après refroidissement, les blocs agglomérés sont découpés en plaques à l'épaisseur désirée

Mécaniques :

- Résistance au cisaillement parallèle aux faces (NFT 56118) : 0,5 daN/cm² (0,05 MPa).
- Résistance à la compression :

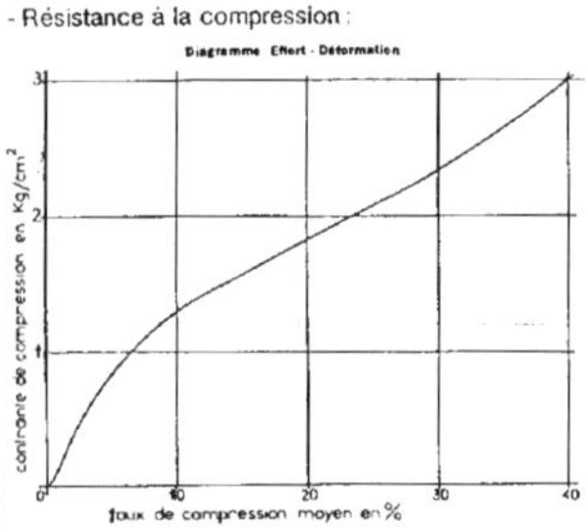

Quelques caractéristiques

Masse volumique: environ 110 kg/M3 ± 10%
Durée de vie: pratiquement illimitée
Résistance au feu: combustion lente sans flamme; fumée non toxique (classement M2)
Résistance à l'eau: capillarité nulle, imputrescible
Elasticité: aucune dilatation notable, reprend toujours sa forme
Inerte en présence d'agent chimique
N'est pas attaqué par les insectes et les rongeurs

Mise en oeuvre des panneaux

La réalisation d'ouvrages en liège expansé pur est rès facile.Les panneaux peuvent être:

- sciés, rabotés, poncés
- cloués, vissés
- collés à chaud, à froid
- plâtrés, enduits

Caractéristique d'isolation thermique

Coefficient de conductibilité thermique :
à 20 °C = 0.033 Kcal/mh °C ou 0.038 watts/m °C

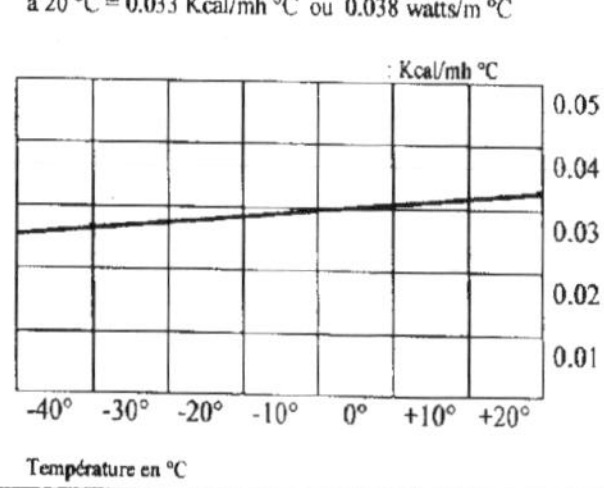

- foulés sans conséquences

Utilisation

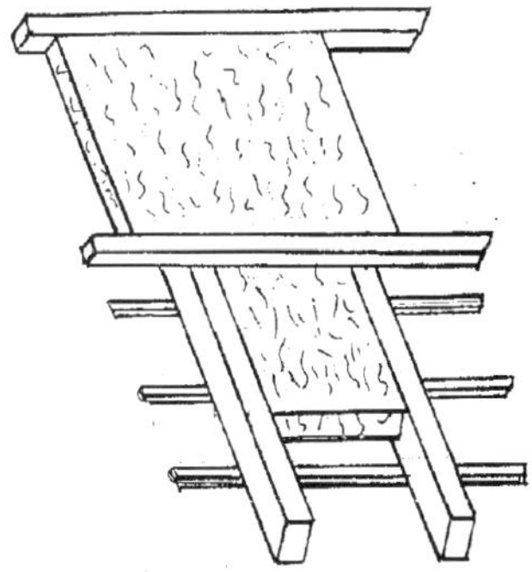

En isolation thermique de - 160°C à + 105°C. / En isolation phonique

- des combles: panneaux placés entre et/ou sur chevrons, isolant thermique idéal contre le froid, le chaud, mais aussi phonique contre les bruits "bleus" et "roses" (avions, circulations, etc...)
- des planchers: panneaux ou granulés entre solives pour isolation phonique et thermique
- des parois sèches: panneaux ou grnaulés entre plaques de plâtre, fermacell, lambris ou autres matériaux, pour isolation phonique et thermique
- des murs intérieurs: panneaux collés au mur en isolant thermique pour recevoir du plâtre ou tout autre enduit
- des murs extérieurs: panneaux collés au mur ou entre chevrons en isolation phonique et thermique, sous bardage par exemple
- en sous-couche: panneaux posés sur la dalle en isolant thermique pour recevoir chape normale, chauffage au sol ou revêtement
- en chape légère: granulés 2/4 en isolation thermique dans la chape, mélangés au sable et à la chaux

Autres produits en liège

- *sous-couche phonique* pour parquet collé ou flottant
- *parquet liège*, différents formats, coloris et épaisseurs

La plaque de sol en matériaux naturels

Présentation du produit

Les plaques de sol FERMACELL sont composées d'une double épaisseur de plaques FERMACELL, plâtre renforcé par des fibres de cellulose. Elles permettent de réaliser des chapes sèches désolidarisées sur tout support plan et sain.

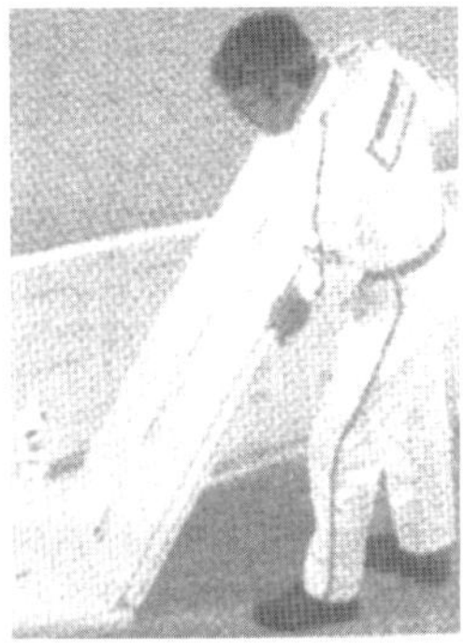

La mise en oeuvre s'effectue par pose dite flottante, l'assemblage des plaques de sol entre elles étant assuré par collage et vissage (ou agrafage) en feuillures. La finition est assurée par un simple surfaçage à l'enduit base plâtre des trous de fixation et du joint, après séchage et ébavurage de la colle.
Les plaques de sol FERMACELL peuvent être livrées contrecollées sur un isolant à base de fibres de bois sous forme de complexe isophonique.

Qualités:

Les plaques de sol FERMACELL permettent d'optimiser le temps de pose. Le choix d'un type de plaques avec isolant incorporé permet d'assurer en une opération la réalisation d'une chape désolidarisée et la pose de l'isolation.
Le classement M0 de la plaque contribue à améliorer la protection au feu, notamment pour les réhabilitations.
La forte densité des plaques FERMACELL leur confère une bonne résistance mécanique, et la présence d'une couche d'isolant procure un bon comportement isophonique (exemple: Delta-R = 15 dB(A) et delta-Ln = 11 dB(A) pour une chape sèche FERMACELL de 30 mm posée sur plancher bois).

Utilisation:

Les plaques de sol FERMACELL peuvent être utilisées dans tous les types de locaux dont les revêtement de sol sont classés P3E2 au plus, ou dont la charge d'exploitation ne dépasse pas 250 kg/m˝ (cas le plus fréquent des locaux d'hébergement, logements, bureaux, certains locaux scolaires ou hospitaliers). Dimensions des plaques: 0.50 x 1.50 m

fermacell®

Nous voyons l'intérieur autrement

Société FELS-WERKE Succursale de Paris 30, rue de l'Industrie
95563 RUEIL-MALMAISON Tél: 01 47 16 92 90 Fax: 01 47 16 92 91

LA PLAQUE DE PLÂTRE RENFORCÉE

en composants naturels

Présentation du produit:

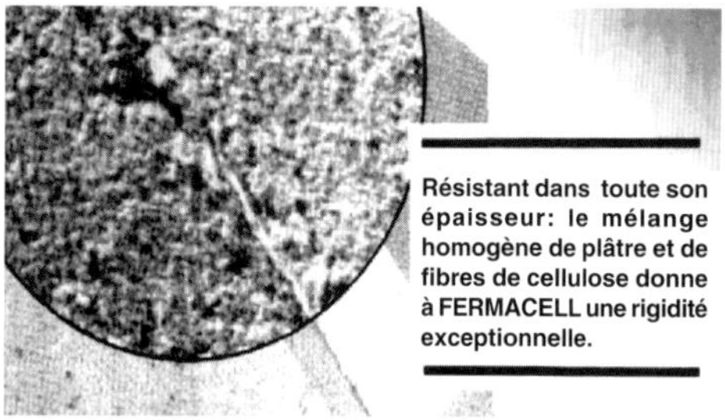

Résistant dans toute son épaisseur: le mélange homogène de plâtre et de fibres de cellulose donne à FERMACELL une rigidité exceptionnelle.

Les plaques FERMACELL sont des plaques de plâtre renforcé par des fibres de cellulose. Elles permettent de réaliser des constructions sèches sur ossatures: cloisons, contre-cloisons, plafonds suspendus ou habillage de rampants.
Les plaques FERMACELL peuvent aussi contribuer à la reprise des efforts horizontaux et remplir le rôle de voile travaillant.

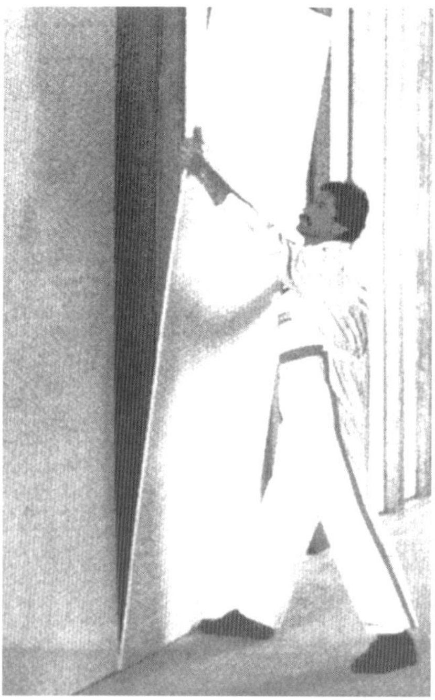

Les composants:

Les plaques FERMACELL sont fabriquées à partir de plâtre et de fibres de cellulose issues de papier recyclé.

Les qualités écologiques:

Elles sont très résistantes au feu (M0), sont respirantes, hygrogrégulatrices et présentent une surface Haute Dureté (NFP 72-302).

Les plaques FERMACELL ont reçu un Eco-Label de l'Institut Autrichien de la Construction Biologique.

Leurs composants, leur fabrication et leurs applications sont classés «non agressifs pour l'environnement».

La fabrication

L'Eco-Label accordé par l'IBO vise également la fabrication de FERMACELL, et l'origine des matériaux.

Les qualités de FERMACELL

Les ouvrages réalisés en plaques FERMACELL bénéficient d'une planéité et d'une tenue mécanique remarquables, même en simple parement, grâce à l'extrême rigidité des plaques.
La tenue aux chocs, la longévité des ouvrages ainsi que la hauteur maximale autorisée des cloisons sont globalement plus importantes que pour des ouvrages comparables en plaques de plâtre cartonnées. Il en va de même de la résistance à l'arrachement (tenue des encastrements et des fixations dans les parements).
La forte densité des plaques FERMACELL leur confère un bon comportement isophonique.
Les plaques FERMACELL sont adaptées aux locaux humides domestiques, et conservent leurs caractéristiques dimensionnelles et mécaniques dans les milieux à forte hygrométrie.

Les utilisations

Les plaques FERMACELL sont adaptées à la réalisation:
- de parements muraux
- de cloisons
- de plafonds

dans tous types de locaux, logements, tertiaires, ERP même scolaires ou hospitaliers, certains locaux industriels
Domaine d'application suivant Avis techniques de CSTB.
Locaux à risques normaux: cf A.Techn. n° 9/97-097.
Locaux collectifs humides: cf A.Techn. n° 9/95-570.

Nous voyons l'intérieur autrement

Société **FELS-WERKE** Succursale de Paris 30, rue de l'Industrie
95563 RUEIL-MALMAISON
Tél: 01 47 16 92 90 Fax: 01 47 16 92 91

BIOFA : PEINTURES NATURELLES

LE MEILLEUR DE LA NATURE POUR LE RESPECT DE LA SANTE ET DU BIEN-ETRE DE L'HOMME.

Les produits

EUROP-LABO propose une gamme de produits naturels BIOFA : peintures, laques, vernis, colles, lasures, produits d'entretien garantis sans aucun composant de synthèse, solvant toxique, ni liant chimique. Les produits BIOFA sont sans danger pour l'Homme et la terre, ils sentent bon. Ils se révèlent tout aussi résistants, efficaces et faciles à l'emploi que les produits chimiques. BIOFA a aussi voulu être en avance dans le domaine des peintures naturelles en réalisant une palette de couleurs actuelles et faciles d'emploi.

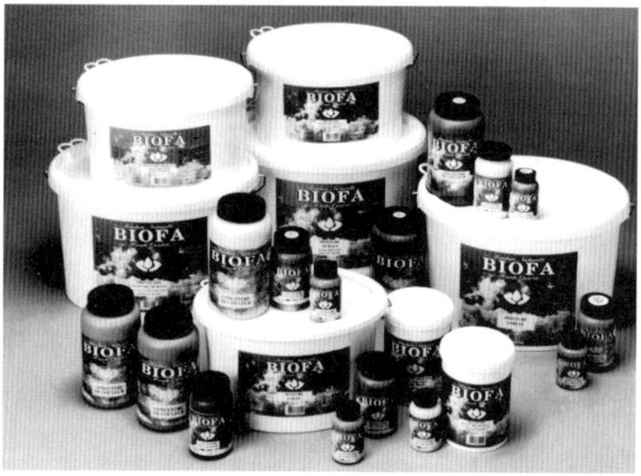

Avec sa peinture TRENTE DIX TEINTEE (une trentaine de coloris disponibles), BIOFA donne la possibilité, à chacun, de découvrir le langage des couleurs. Cette palette de peintures prêtes à l'emploi permet de réaliser vos travaux de peinture sans souci, de faire des dégradés, des camaïeux, des tons sur tons ou des contrastes.
BIOFA présente également 17 teintes de pigments, ils permettent de réaliser des décors personnalisés.

Composition

La sélection des matières premières est soumise à des critères qualitatifs très stricts, le produit fini devant être techniquement haut de gamme.
Les composants utilisés dans la fabrication des produits BIOFA sont tous sélectionnés pour leurs qualités écologiques. Durant tout le processus de fabrication, une attention toute particulière est apportée au respect de l'homme et de l'environnement.
Les produits naturels BIOFA sont composés essentiellement d'huiles naturelles, de cires, de résines, ainsi que de pigments à base de minéraux. Les diluants utilisés sont composés d'hydrates de carbones aliphatiques associés à de l'huile d'écorce de citron. Tous les composants sont indiqués sur les étiquettes.

Qualités écologiques

Parmi 11 peintures des plus grandes marques, les produits BIOFA ont obtenu les meilleurs résultats à l'Ecobilan établi en collaboration avec le Ministère de l'environnement et l'A.D.E.M.E. (Agence De l'Environnement et de la Maîtrise de l'Energie).
- Tous les composants et les produits finis sont biodégradables ou recyclables
- Lors de leur application ainsi que par la suite, les produits naturels BIOFA ne dégagent aucune toxicité.
- Les temps de séchage et le pouvoir couvrant ne sont pas susceptibles de variations.
- Les produits sont faciles à appliquer et à utiliser
- Le rapport qualité/prix des produits naturels BIOFA n'a rien à envier aux produits chimiques traditionnels.

Compatibilité biologique en matière d'habitation

- Produits naturels et sains pour l'habitation, sans additifs chimiques
- Evitent les charges électrostatiques dans le lieu d'habitation
- Laissent " respirer " le bois, qui conserve son effet d'équilibrage climatique
- N'émettent pas de gaz nocifs (contrôlé par l'institut de microbiologie et de biochimie à Herborn)

Utilisations

Pour traiter et embellir les différents types de bois : laques, lasures, huiles, cires, lasures à l'eau. Les produits " non couvrants " laissent au bois son aspect naturel tout en lui assurant une protection optimale.
Pour embellir murs et plafonds : peintures murales pour l'intérieur et l'extérieur
Pour mobilier et structures intérieures bois (ex: parquet) : huiles dures et cires sans solvants.
Pour coller papiers peints et carrelages...

Profitez de ce cadeau du ciel...

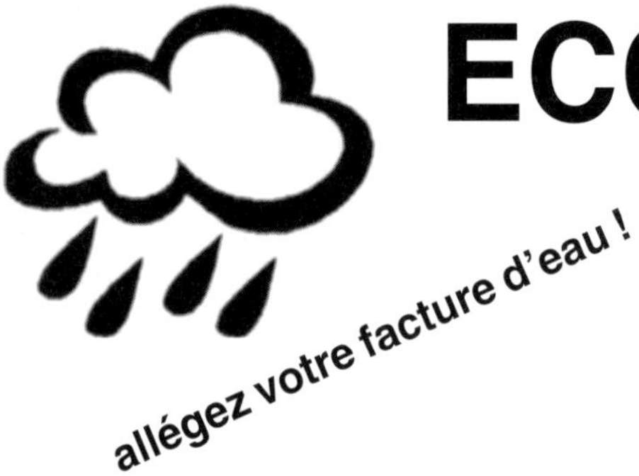

ECOPLUIE

Votre toit recueille à chaque pluie un précieux volume d'eau de qualité, naturellement sans nitrates, sans phosphates, sans calcaire...

La pollution de l'eau de distribution s'aggrave de jour en jour. Pourtant, son prix grimpe, grimpe!.. Avec ECOPLUIE, vous investissez dans "l'or bleu", et devenez votre propre distributeur d'eau.Votre installation s'adapte à votre budget et s'amortit en quelques années...

Le principe ECOPLUIE

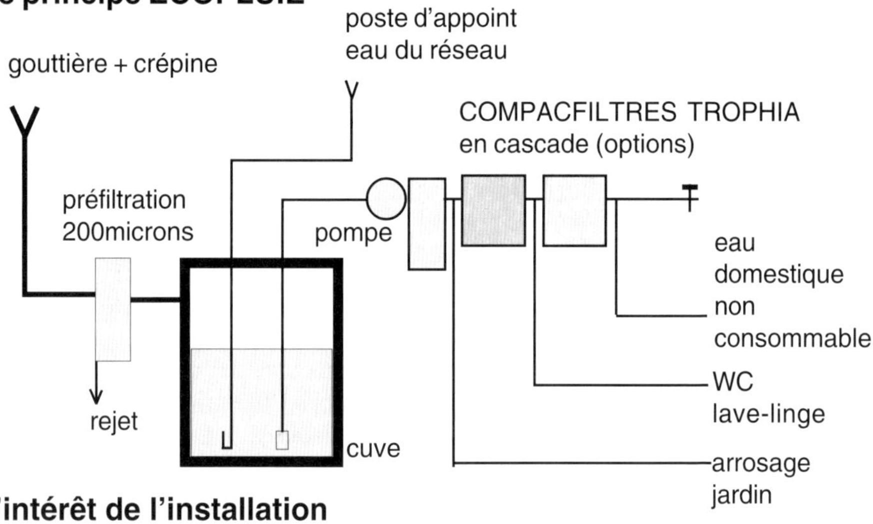

L'intérêt de l'installation

ECOPLUIE permet à chacun d'évoluer vers une plus grande autonomie en matière de distibution d'eau. Quelle que soit l'utilisation envisagée, une installation ne s'improvise pas et nécessite des soins particuliers à tous les stades de sa vie: conception, montage, entretien régulier! Nous rappelons que dans le cas de l'utilisation autonome de l'eau de pluie, **le propriétaire de l'installation devient *de facto son propre distributeur* et doit de ce fait s'assurer lui-même à tout instant de la qualité de son eau.**

Références universitaires

Les produits et services ECOPLUIE ont été développés sur la base des travaux du Professeur Joseph Orszagh de l'Université de Mons Hainault (Belgique) dont l'ouvrage "Pluvalor et Traiselect" reprend les principes fondamentaux.(1)

(1) Livre disponible à commander chez Bio-Espace éditions

Le cycle de filtration

L'eau de pluie, naturellement peu chargée, est d'abord débarrassée des feuilles, mousses et grosses poussières dues au lessivage de la toiture.
La cuve enterrée la préserve de la chaleur et de la lumière, deux facteurs pouvant nuire gravement à la bonne préservation de ses qualités. La neutralisation de l'eau de pluie, naturellement acide, se fait par transfert alcalin au sein de la cuve minérale. Celle-ci est réalisée en béton noble. L'eau pourrait sous ces conditions et après filtration spécifique poussée jusqu'à 0.0006 microns devenir "bonne à boire" et "biocompatible" selon les travaux du Pr Joseph Orszagh cité plus haut. Les analyses bioélectroniques effectuées en sortie d'osmofiltration d'une eau de pluie montrent que celle-ci présente des caractéristiques de pureté, d'équilibre acido-basique et d'oxydo-réduction idéales... (non décrit ici, voir ouvrage cité plus haut)
Les collectivités et bâtiments recevant du public sont, quel que soit le niveau de filtration, sous contrôle et acceptation obligatoires de la DDASS

Les produits et services

Nous pouvons vous proposer:
- le dimensionnement de votre installation
- l'étude technique détaillée en fonction des caractéristiques de votre site
- la fourniture et la livraison chez vous de la cuve, et des kits prêts à poser suivants: poste complet de pompage, poste d'appoint (secours réseau en cas de sécheresse), Compacfiltres, à faire monter par votre installateur ou à raccorder vous-même.

Trois filtrations courantes sont proposées selon le type d'utilisation envisagée:
* 200 microns = eau d'arrosage et de nettoyage de cour
* 90 microns = eau des WC à chasse, lave-linge
* 1-3 microns = eau courante non consommable

Les systèmes "Vie Espace Temps"

Origine et production

Le support utilisé est de l'argile du Nord de l'Alsace vieille de plusieurs millions d'années.Grâce à un traitement spécifique mis au point après de longues recherches, l'argile retient une information qui la rend "bioactive".
Elle est ensuite façonnée, vernie nature ou colorée et cuite dans un four de potier selon le savoir-faire traditionnel. Elle peut être aussi séchée et incorporée dans des produits souples.

Les protections

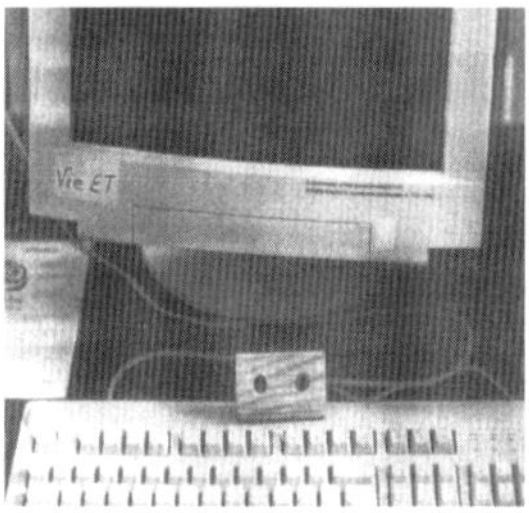

CHAMPS ELECTRO-MAGNETIQUES :
Ceci concerne les ordinateurs, téléviseurs, mais aussi le disjoncteur électrique domestique, tout appareillage électrique, y compris les différents types d'installations lumineuses.
Une céramique spéciale a été mise au point pour lutter contre les effets liés aux agressions des micro-ondes émises par les téléphones portables. Les systèmes Vie Espace Temps ne modifient pas les champs électromagnétiques ou les autres ondes mais jouent un rôle de dynamisation des tissus vivants qui y sont exposés.On peut compléter utilement leur action par des protections dites physiques comme par exemple l'encapsulage de l'antenne.

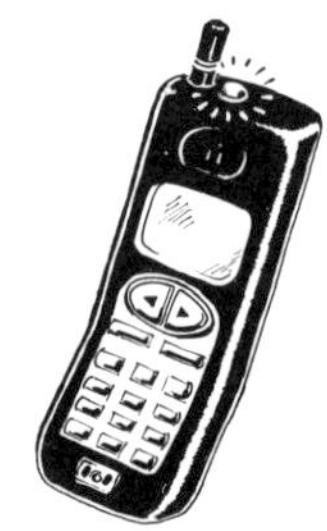

La dynamisation de l'eau et des aliments :
La "dynamisation " VET agit sur tout ce qui contient de l'eau : boisson, aliments.La saveur est améliorée et la consevation au réfrigérateur prolongée.
Les résultats de essais suivants montrent une nette <u>amélioration de la vitalité:</u>
- réaction neurovégétative sur l'homme (prise du pouls de Nogier)
- test des fleurs coupées
- tests de germination des lentilles
- kinésiologie - effet Kirlian
- enregistrement en stabulométrie...

Compléments alimentaires, valorisation de l'eau de pluie, filtration de l'eau, anti-calcaire, traitement des effluents, WC sec à litière, consultez-nous

ANNEXES

Le centre d'études BIO-ESPACE

Le centre d'études BIO-ESPACE

Un bureau d'ingénierie

Ouvert sur les réalités concrètes de la construction, le Centre réalise:
- des analyses-diagnostic de terrains à construire et de bâtiments existants
- des conseils et études biotechniques, prescriptions biotiques
- des interventions et études HQE -Haute qualité Environnementale-
- la réalisation de chantiers neufs en bioconstruction et la réhabilitation de l'ancien.

Une école de formation

Une palette de cours est organisée régulièrement.

L'Habitat Biotique* (*pour tous - 3 journées*)

Une étude passionnante des points-clé en matière de santé dans l'habitat (outils fondamentaux pour le respect des besoins de l'Homme dans l'espace bâti).

Séminaires: développement de l'intuition* (*pour tous - en WE*)

Créativité, volonté, confiance, perceptions et ressenti sont étudiés par une approche théorique et des exercices pratiques.

* Ces deux modules sont des extraits de la formation ci-dessous.

Formation complète en Biologie de l'Habitat (*pour les professionnels du cadre de vie, les praticiens de santé, etc... - en sessions sur 2 années*)

Inscrite à la Formation Continue, débouchant sur trois niveaux de diplômes d'école, elle s'adresse à tous les intervenants dans l'acte de bâtir, de la conception (Architectes, Décorateurs, Artistes, Paysagistes, Ingénieurs, Projeteurs, Maîtres d'oeuvre, etc...), à la réalisation (Fabricants, Négociants, Artisans, Entrepreneurs de tous corps de métiers, etc...) ainsi qu'aux professionnels du bien-être... *ou aux particuliers motivés.*

Les cours étudient en profondeur les principes de conception saine, les méthodes d'analyse biotique des lieux, les notions de biochamps, de géostress, les techniques et technologies appropriées au maintien d'une bonne vitalité dans l'environnement construit.

Un mémoire de fin d'études et la signature de la **CHARTE** clôturent la formation.

Formation en entreprises et écoles

Des interventions sont réalisées à la demande au bénéfice des services architecture des grandes entreprises, des communautés urbaines, de divers instituts et écoles, des associations de praticiens de santé, etc...

Conférences, salons, publications

Rémi Florian anime de nombreux séminaires et conférences pour des groupements ou associations.

BIO-ESPACE organise annuellement des espaces «Ecologie et Habitat» au sein de divers salons et manifestations publiques.

Editions

voir page 4
Texte de la CHARTE: voir en fin d'ouvrage

Une synergie de compétences

BIO-ESPACE fait partie du *Groupe TROPHIA environnement* qui met à la disposition du public une vaste palette de produits et services, dont:
- des kits complets pour la récupération et la filtration de l'eau de pluie
- des appareils pour la purification et le traitement de l'eau
- des appareils de mesures et d'investigation en Biologie de l'Habitat
- des protections contre les champs électromagnétiques polluants
- des produits bio-confort

***

Adresse postale siège: BIO-ESPACE
1, impasse de la Hardt
67700 SAVERNE

Si vous souhaitez des informations complémentaires, expédiez-nous ***un bref courrier accompagné de 5 timbres au tarif en vigueur****. Merci de noter que pour des raisons d'organisation, aucun renseignement personnalisé ne pourra être donné par téléphone. Ces services sont fournis en consultation sur rendez-vous ou au sein d'une mission.*

Professionnels partenaires en Biologie de l'Habitat

Groupe de Recherche et d'Applications en Biologie de l'Habitat

ARDITTI Bernard, *Architecte desa*,
2 rue Torte, 04100 MANOSQUE

BERTHIER Gilles et Charles, *Architectes dplg,*
54 boulevard Pasteur, 75015 PARIS

DUIGOU Marie-Laure, *Conseil en Géobiologie*,
3 rue des Gayeules, 35700 RENNES

THOMAS Jean-Luc, *Architecte dplg,*
1 rue A. Saltzmann, 68410 TROIS EPIS

Signataires de la CHARTE BIO-ESPACE Formation

Architectes

ARNOLD Michel, *Architecte dplg,Tecton*
3, rue Spielmann, 67000 STRASBOURG

BECHT Marc, *Architecte dplg,*
31 rue d'Erstein, 67150 OSTHOUSE

BOUCHET Sophie, *Architecte d'intérieur*
résidence du Viou A3, 04300 FORCALQUIER

DESSIOUX Maryline, *Architecte d'intérieur,*
Impasse Elémir Bourges, 04860 PIERREVERT

GACHE Pierre, *Architecte dplg,*
64, av.Jacques Tati, 34070 MONTPELLIER

GOUDESEUNE Olivier, *Architecte dplg,*
522, rue de Warneton, 59850 DIEPPE

HOUYEZ Jérôme, *Architecte dplg,*
50 av. de Brigode, 59650 VILLENEUVE D'ASCQ

INFANTE Oscar, *Architecte dplg, Architectures alternatives*
1, rue de Sévigné BP 426 22604 LOUDEAC

KLEINDIENST Anne, *Architecte dplg* Parc Naturel Régional des Ballons des Vosges 1 Cour de l'Abbaye, 68140 MUNSTER

LECOMTE Frédéric, *Architecte dplg, coordinateur HQE, agence ADA*
5, av. créativité 59650 VILLENEUVE D'ASCQ

LEITZ Jean-Jacques, *Architecte d'intérieur, designer,*
34,rue André Trabant 67500 HAGUENAU

RIWER Joseph, *Architecte*
11, rue Kageneck 67000 STRASBOURG

VARAINE Eric,	*Architecte dplg,* 61 rue Grande, 36000 CHATEAUROUX
WALI Rahman	*Architecte dplg* 2 rue Fux, 67400 ILLKIRCH

Bureaux d'études , conseils et ingénierie

FORGIARINI Yves,	*Economiste de la construction-* Concept et Réalisation, rue de la Forêt, 67550 VENDENHEIM
GUEISSAZ Maurice,	*Conseil en Géobiologie* BP 24, Suisse- 1000 LAUSANNE 3 Cour
STENGEL Jacques,	*Thermicien* - J.S. Thermie, 7 rue du Denier, 67400 ILLKIRCH
VANDAELE Michel,	BIOTICA*, atelier de concept et maîtrise d'oeuvre en habitat biotique* 26 route du vin, 68750 RORSCHWIHR

Fabricants

BOEHM Alain,	*Usine à chaux,* 67310 DAHLENHEIM
LANTER	*Briques et tuiles,* 1 rue de la Tuilerie, 67270 HOCHFELDEN
MENUISERIE CHOLVIN	*Parquets, clins en mélèze* 2A rue Tannmüehle, 67310 COSSWILLER
TROPHIA environnement	*Récupération d'eau de pluie - Osmoseurs* *Eco-toilettes sèches à litière biomaîtrisée* *(voir plus loin)*

Entrepreneurs et Artisans

BREFFA Denis,	*Poêlier, chauffage hypocauste* 66 avenue de Strasbourg, 67170 BRUMATH
BANNEROT Alain	*Pdg ISOLECO Isolation laine de cellulose/Siperl* 7 avenue de Verdun, 88100 SAINT-DIE
BRESSON Michel,	*Tailleur de pierre,* 3 rue Emile Hinzelin, 54122 MENIL-FLIN
CALLIER Michel,	*Intallateur de fluides,* 3 quai du Doubs, 25300 PONTARLIER
CHOLVIN Bernard,	*Menuisier, importateur direct de liège naturel* 2A rue Tannmüehle, 67310 COSSWILLER
DELCOURT Claude	*Construction, enduits, décorations en terre* 19 quai des Bateliers, 67000 STRASBOURG

HEPP René, *Menuiserie Weidmann,*
5 route de Saverne, 67370 SCHNERSHEIM

KASTLER Luc, *Bioélectricien,*
102, rue de Bâle 67000 STRASBOURG

MICHEL Francis, *Bioélectricien,*
Saint Jean du Mont, 88210 LE SAULCY

Mr BUFFLER - *Pdg Ets VOB Menuiseries industrielles,*
1 rue de l'Industrie, 67560 ROSHEIM

LOEFFLER Jean-Marc *MADECOR Agencement-Décoration*
8 quai de l'Eichel, 67430 DIEMERINGEN

LIEGEXPAN, *Liège naturel ou expansé pur,*
23 rue principale, 57510 ELLWILLER

NUE Yannick, *Création de mobilier écologique*
7 rue sous Monvaux, 54740 AFFRACOURT

REEB Georges, *Sculpteur d'eau; vasques, fontaines,bassins*
13 quai des Bateliers, 67000 STRASBOURG

THOMIN Hervé, *Société Havraise de menuiserie*
2, chemin des vallées, 76700 HARFLEUR

VITRY Paulette, *Bois et applications*
11, square du Bois Perrin app.140, 35700 RENNES

WEYHAUPT Michel, *Bioélectricien,*
44 rue de Molsheim, 67280 OBERHASLACH

ZERR Christian *Charpentes ECOBOIS*
3, Kalbach-le-haut 68140 MUNSTER

Négociants

CLAIR'ESPACE, *finitions, aménagements, et meubles naturels,*
4 rue des Bonnes Gens, 67000 STRASBOURG

ECOFA, *matériaux, isolants, peintures écologiques*
rue du Bernstein, 67650 DAMBACH LA VILLE

ISOLECO *Isolants écologiques, régule-vapeurs, pare-pluies*
7 avenue de Verdun, 88100 SAINT-DIE

Autres signataires de la CHARTE BIO-ESPACE Formation

De très nombreuses autres personnes ont suivi la formation BIO-ESPACE. Il s'agit majoritairement:
- d'employés d'entreprises et d'organismes professionnels de tous horizons,
- de membres des corporations médicales et para-médicales...

Membres du groupe TROPHIA environnement

BIO ESPACE	*Centre d'études pour l'habitation saine* *Ingénierie HQE (Haute Qualité Environnementale)* *Inventeur du procédé de construction à ossature en bois "Eco-system"* *Gestion de l'eau* 1, impasse de la Hardt 67700 Saverne
BIOTICA	*Maitre d'oeuvre en habitat biotique* *Spécialiste de l'ossature en bois - développeur technique de "Eco-system"* *Métrologie du batiment-appareils d'analyse biotique* *Analyse bioélectronique de l'eau* 26, rte du vin 68590 RORSCHWIHR
VIE ESPACE TEMPS	*Conseil en nutrition et en environnement biocompatible. Gestion de la qualité de l'eau* *Epuration, traitement des boues* *Toilette sèche - WC à litière* *Conception et production de compléments alimentaires* *Marquetting industriel. Formation* 7, rue Gal De Gaulle 67190 DINSHEIM

BIBLIOGRAPHIE

ACTA «Index phytosanitaire» - éd. Acta

ADEY, W.R. & BAWIN, S.M. «Brain interaction with weak electric and magnetic fields» - MIT Press (Neurosciences research Program Bulletin N° 15)

ALEXANDRE R. «Votre lit est-il à la bonne place ?» - KA 1985
« Votre maison, vous-même» - Albin Michel 1992

ALTENBACH G./LEGRAIS B. «Habitat et Santé» Cosmitel 1987
«Les ondes qui tuent « Cosmitel 1988

BECKER R.O. «Cross Currents, the peril of electropollution» - éd. Tharcher 1990

BELIZAL/CHAUMERY «Essai de Physique microvibratoire» - Desforges

BELIZAL/CHAUMERY «Essai de Radiesthésie vibratoire» - Desforges

BENVENISTE J. & AL. «Human Basophil degranulation triggered by very dilute antiserum against IgE» - Nature Vol.333

BERCY, H. & GUILLE «Cahiers de la SIRES. Cancer et Environnement» - N° 3 1982

BEST S. & SMITH C.W. «Electromagnetic Man» - éd. Dent Londres 1990

BIGNON J. & SEBASTIEN P. «Enquête métrologique sur la pollution atmosphérique intérieure des bâtiments isolés par projection d'amiante» - Drare, Irue, CHU, Créteil 1976

BOKOV A.N. & Al. «Evaluation hygiénique des plastiques transparents contenant des résines polyester saturées» - Gigiena i Sanitari ja 1968

BRETON J. «L'air en péril» - éd. Vivez Soleil 1992

CAPEL-BOUTE C. «L'eau comme récepteur d'information sur l'environnement» éd. Arys, Sciences du Vivant 2

CHADWICK D.G & JENSEN L. «La détection des champs magnétiques causés par les eaux souterraines» - Utah Water Research Laboratory 1971

CHARON J.E «Le Tout, l'Esprit et la Matière» - Albin Michel 1987

CHESSEX P. «L'Origine et le Sens des Noms de Lieux» - éd. 24 Heures Lausanne 1986

CHU LAVAL «Les effets des champs électromagnétiques 50/60 Hz sur la santé» - Janvier 1991

CIDB 'Les fiches pratiques - LE BRUIT» - 92200 Neuilly-sur-Seine

CIRDAV «Eléments de réflexion sur l'alimentation future» - «Actes du congrès TROPHIA 95.
Cassetes audio conférences
Centre International de Recherche et de Documentation sur l'Aliment vivant 67190 DINSHEIM
tel 03 88 50 00 20
CLERGEAUD Ch. et L. «On... nous empoisonne» - Equilibres
COLLECTIF «Aux confins de l'univers» - Science et Vie N° 137
COLLECTIF «Introduction à la bioconstruction» - CEMS 1985
COLLECTIF (Congrès) «Le corps énergétique de l'homme» - L'espace bleu 1990
COLLECTIF «Les secrêts de la matière» N° spécial - Science et Avenir N° 62 1987
COLLECTIF Minstériel «Champs électromagnétiques et lignes électriques» - Ministère des Affaires Sociales et Industrie - Paris Juillet 1994
COLLECTIF UNIVERSITAIRE USA «Extremely Low Frequency Electromagnetic Fields, The Question of Cancer» - Battelle Press 1990
COLLECTIF «La pollution électromagnétique et la santé» auteurs internationaux éd Frison Roche
COMBLIN D. «Electromagnétisme et santé» - C.E.F.E. 1994 Namur
CONSEIL SUPERIEUR D'HYGIENE PUBLIQUE «Allergies respiratoires, asthme, environnement» - Ministère des Affaires sociales - Paris Juillet 1993
DABONNEAU - LAFLECHE - MARTIN «Traité de géobiologie» - L'Aire-Retz
DANCHIN A. «Entropie et ordre biologique» - La recherche N° 92
DANZE J.M.«Le système Mora» - Encre 1992
DANZE JM. «Mesurer les champs électriques et magnétiques 50/ 60 Hz» - Encre/ARYS Paris 1994
DAUVILLIERS A. «Les rayons cosmiques» - Dunod 1954
DAVID Y. «Une maison pour vivre» - Arista 1992
DAVIDSON J. «Radiations» - Georg 1988
DE LOVELOCH «La Terre esr un être vivant» - Rocher
DENNISON P.E. «Kinésiologie, le plaisir d'apprendre» - Le Souffle d'or
DEOUX S. & P. « L'écologie, c'esr la santé» - Frison-Roche 1993
.«Habitat Qualité Santé clefs en main» - Médieco 1997
DILLENSEGER JP. «Habitation et Santé» - Dangles

EDDE G. «Santé et habitat selon les traditions chinoises du Feng Shui» - Albin Michel

ENDRÖS R. «Le rayonnement de la terre et son influence sur la vie» - Signal 1987 Lausanne

ENDRÖS R. «Zur Physic pathogener zonen» - Wetter, Boden, Mensch; Heft 1969

FABRE J.Ch. «Maison entre terre et ciel» - Arista

FEYCHTING M. & AHLBOM A. «Cancers infantiles et champs magnétiques» - Institut de Médecine de l'environnement de l'Institut Karolinska, Suède 1992

FLODERUS B & Al. «Exposition professionnelle aux champs magnétiques en relation avec les leucémies et des cancers du cerveau» - Institut National de Médecine du Travail et Département d'Hygiène et de Pathologie de l'environnement de l'Institut Karolinska, Suède 1992

FRIJOF C. «Le Tao de la Physique» - Sand

FRITZ/POPP A.«Biologie de la lumière» - Résurgence 1989

GAUQUELIN M. «Nos rythmes vitaux reflets des lois du cosmos» - Retz

GHYKA M.C.«Le nombre d'Or» - Gallimard 1931

GUILLE E. «L'alchimie de la vie» - Le Rocher 1983

ISPN «Le radon», éd 1998 - ISPN 92140 Clamart

KERVRANT C.L. «Transmutations naturelles non radio-actives» - Maloine 1966

KING V.S. «Manuel de l'énergie des pyramides» - éd. Feu Vert, Montréal, Québec

KIRSHVINK J. «Caltech» - Science Vol.256, 15 mai 1992

KOPP J. «Gesundheitsschädliche und bautenschädliche Einflüss von Bodenreizen» - Zürich 1965

KRUEGER «Problèmes d'ionisation» - Maloine 1975

KUR F.«L'habitat écologique» - Terre Vivante 1998

LAKOWSKI G.»L'origine de la vie» - Gauthier-Villars 1926

LAKOWSKI G.»L'oscillation cellulaire « -G. Douin et Cie Paris 1931

LAMBERT/FARAGE «La thérapie par la couleur» - Trédaniel

LASFARGUES P. «Magnétisme en géologie. Prospection magnétique au sol» - éd. Masson 1966

LASNE Y., DUPLAN JC., MALLET J. «Mise en évidence de signaux physiques émanant de solutions diluées dynamisées ou «homéopathiques»» - De Natura Rerum 1989

LAUTIE Pr «Ta maison fait ton cancer ou ta santé» - Vie et Action 1979
LE CHAPELIER P. «»La Bioconstruction» - Trédaniel
LEGRAND J.P. «Introduction élémentaire à la physique cosmique et à la physique des relations soleil-terre» - éd. Taaf Paris 1984
LOTZ «Veux-tu habiter sainement ?» - Equilibres
MASSE L. «Irradiation naturelle en Bretagne» - ENSP Rennes 1979
MERZ B. «L'âme du lieu» - Georg
MERZ B. «Les rayons telluriques et leur influence sur tout ce qui vit» - éd. Institut Chardonne
METADIER J.«L'ionisation de l'air et son utilisation» - Maloine 1978
NIBOYET JEH «La moindre résistance à l'électricité de surface punctiforme et de trajets cutanés concordant avec les points et méridiens base de l'acupuncture» - Thèse scientifique 1963
OHLMANN D. «Tests de mise en évidence d'une dysfonction occlusale» chez l'auteur 6, place des romains 67200 Strasbourg
OLIVEREAU J.M. «L'ionisation atmosphérique et ses conséquences sur le comportement des animaux et des hommes» - Année psychologique Paris 1976
OMS (Bureau Régional de l'europe) «Les effets des rayonnements ionisants ou non sur la santé» - Copenhague 1972
«Aide mémoire 183 octobre 1997»
OTT J.N. «Health and light» - Pocket Books New-York 1976
PALM H. «Das Gesundes haus» - Ordo-verlag Konstanz 1977
PEYRE Dr «Radiations cosmo-telluriques» - éd. MR 1947
PICARD J. «La géogiologie» - Robert Laffont Paris 1973
POPP F.A (collectif) «Electromagnetic Bio-information» - éd. Urban et Schwartzenberg 1989
«Biologie de la lumière» - éd. Pietteur Liège 1989
PRESMAN A.S. «Electromagnetic Fields and Life» - New-York 1970
PRIGOGINE I.& STENGERS I. «La Nouvelle Alliance» - Gallimard 1979
QUINQUANDON H. «Douze balles pour un véto» - Agriculture et vie 1978 Paris

ORSZAGH J.«Pluvalor & Traiselect» - Enviroways P & I 1998 disponible BIO ESPACE Editions 67700 Saverne

SANTINI R. «Téléphones cellulaires - Danger? » - Résurgence 1998

«Notre santé face aux champs électromagnétiques» éd. Sully

SCIENCE ET VIE «Les Suédois coupent les lignes en cinq» - Science et vie N° 930, page 26, mars 1995

SCHWENCK JP- MAXIMINI G «La Neuroposture» Oberlin Strasbourg 1995

SCHWENCK T.«Le chaos sensible» - Centre Triades 1982

SEEGER G.P. «Können Standortfaktoren die Verkrebsung von zellen provozieren ?» WBM 1973

SISKEN B.F. & GUARNIERI S. «A Test System for Determining the Biological Effects of Video Display Terminals» - Communication Congrès Bioelectromagnétic Society, Juin 1991 Sailt Lake City

SISKEN B.F. & GUARNIERI S. «Effects of V.D.T. monitors on chick embryo development» - Thirteenth annual Meeting of the Bioelectromagnetic Society, Salt Lake City 1991, Abstract Book

SMITH ET BEST «L'homme électromagnétique» éd. Encre

STUPFEL M. «Critères de nuisances e l'ambiance gazeuse» - Cahiers de Médecine du Travail Vol. 14, 1977

TROMBE F. «Les eaux souterraines» - PUF 1977, N° 455

TROMKINS P. & BIRD C. «La vie secrète des plantes» - Robert Laffont 1975

WETZEL Dr «Curry, Netz» - Herold Verlag

WINGERT H. «La Maison Polluée» - Terre Vivante Paris

* * *

Table des matières

Printed in France by Imprimerie de Wissembourg
Imprimé sur papier sans chlore